Volker Diehl
mit Christian Heinritz

MAN NENNT MICH DR. HODGKIN

Volker Diehl
mit Christian Heinritz

MAN NENNT MICH DR. HODGKIN

Wie ich die Gelegenheit beim Schopf ergriff und ein entscheidender Durchbruch in der Krebstherapie gelang

Francke

Über den Autor:

Prof. Dr. Volker Diehl (Jg. 1938), zuletzt Hochschullehrer an der Uni Köln und Direktor der inneren Medizin, blickt als Internist und Onkologe auf eine beispiellose Karriere zurück und hat sich als Wissenschaftler auch international einen Namen gemacht. Heute lebt der vielfach ausgezeichnete Emeritus im Kreise der Familie in Berlin. In medizinischer wie geistlicher Hinsicht hat er einen reichen Erfahrungsschatz gesammelt. Bis heute hält er Vorträge vor Fachpublikum, aber auch in Kirchengemeinden.

FSC
www.fsc.org
MIX
Papier aus verantwortungsvollen Quellen
FSC® C014138

Bibliografische Information der Deutschen Nationalbibliothek
Die Deutsche Nationalbibliothek verzeichnet diese Publikation in der Deutschen Nationalbibliografie; detaillierte bibliografische Daten sind im Internet über https://dnb.de abrufbar.

2. Auflage 2026
ISBN 978-3-96362-477-3

Am Schwanhof 19, 35037 Marburg an der Lahn
Umschlagbild: © iStockphoto.com / Zephyr18
© Foto: Volker Diehl
Umschlaggestaltung: Francke-Buch GmbH / Marion Schramm
Satz: Francke-Buch GmbH
Printed in Czech Republic

www.francke-buch.de
info@francke-buch.de

Inhalt

Ich danke
meinem Herrgott für all die guten Gedanken, die er in meinem Leben umgesetzt hat,
meiner Frau Antje für ihre große Liebe und Weisheit,
meinen Kindern für ihr Verständnis für meine Ecken und Kanten,
meinen Eltern für meine Gene und Freiheiten,
meinen Geschwistern für ihre Geduld mit mir,
meinen jungen Ärzten für ihre Geduld und den Humor, den sie bewiesen, als sie mich als Chef akzeptierten,
meinen Patienten für den Großmut, mir auch Fehler zu verzeihen,
meinen wissenschaftlichen Freunden in aller Welt für ihre Treue,
meinem Freund Harald zur Hausen, der mir als wissenschaftlicher Tutor zur Seite stand,
meinem literarischen Tutor Christian Heinritz, der mir beim Malen dieses Lebensbildes zur Hand ging.

Ein Wort und eine Bitte vorab

Als Schüler eines humanistischen Gymnasiums kam ich neun Jahre lang – also ziemlich intensiv – mit der Welt der Antike in Berührung. Eine Figur aus dem griechischen Götterkosmos hat mich dabei tief beeindruckt: *Kairos*.

Chronos und Kairos waren Söhne von Zeus. Während Chronos über die dahinfließende Zeit herrschte, die der Sterbliche nicht beeinflussen konnte, war Kairos der Gott des richtigen Augenblicks, den es zu ergreifen galt. Wollte man ihn »am Schopf« packen, musste man blitzschnell sein, da ihm nur an der Stirnseite ein Haarschopf wuchs. Seinen Hinterkopf zierte dagegen eine Glatze. Sah man die, war es schon zu spät!

Diese Figur faszinierte mich und ich verinnerlichte die Lehre, die mit diesem Bild verbunden ist: »Ergreife deine Chance! Reagiere rasch und richtig! Erkenne rechtzeitig, wer die Menschen sind, die dich fordern und fördern!«

Auch wenn mir bald klar wurde, dass die Symbolik der mythologischen Götterwelt ein Schattenspiel ist, weit entfernt von der Wirklichkeit, der ein Student, Assistenzarzt oder gar Direktor einer großen Universitätsklinik gegenübersteht, nahm ich dieses Bild aus der Götterwelt der Antike doch durchaus ernst, und zwar als Aufforderung, stets achtsam und reaktionsbereit zu sein.

Mit zunehmendem Alter erlebte ich allerdings, dass in meinem Leben eine ganz andere, unsichtbare und gewaltige Kraft wirkte. Eine Kraft, die mich im Sinne des »Kairos« anleitete, richtige Entscheidungen zu treffen und mit den richtigen Menschen zu kooperieren, die mich aber darüber hinaus auch trug, behütete, tröstete – mit einem Wort: segnete.

Rückblickend sehe ich in dieser Kraft den »göttlichen Kairos«, das Wirken des Heiligen Geistes, der mir als Gabengeber und Richtungsweiser – griechisch »Paraklet« – zur Seite stand. Er war es, der mir die Fähigkeit gab, im richtigen Moment zu handeln, er stellte mir im entscheidenden Augenblick die richtigen Menschen in den Weg, er wies mich an Weggabelungen auf den richtigen Kurs hin, er bewahrte mich vor Gefahren und Fehlentscheidungen.

Dennoch leistete ich mir durchaus so manchen Umweg. Gottes Kairos ist kein Automatismus, eher ein dualer Prozess: Gott spricht und handelt und ich muss hören, sehen, abwägen, antworten und reagieren.

Doch auch wenn ich oft genug taub und blind war – Gott wartete auf mich, bis ich wieder im Gleichklang mit ihm war.

Heute blicke ich auf mein langes Leben zurück und erkenne dankbar, dass mir mein Herrgott die Gnade vieler richtiger Entscheidungen gab. Diese Erkenntnis hat mir Mut gemacht, auch diese Autobiografie anzugehen. Mit diesem Buch, liebe Leserin, lieber Leser, unternehme ich nun den Versuch, auch Ihren Blick für den Kairos Gottes in Ihrem Leben zu schärfen.

Meine Bitte lautet also: Wenn Sie ihn sehen – greifen Sie zu!

Wurzeln

Geboren wurde ich an einem Rosenmontag gegen 15:30 Uhr. Es war der 28. Februar des Jahres 1938, in dem auch König Juan Carlos von Spanien und die niederländische Königin Beatrix das Licht der Welt erblickten. Sowie Romy Schneider, Claudia Cardinale, Heino und mein bester Freund Peter Kliem. Mit Götz George teile ich mir nicht nur das Geburtsdatum, sondern auch den Geburtsort, nämlich Berlin.

In der gleichen Stadt und im gleichen Jahr führte Otto Hahn im Kaiser-Wilhelm-Institut für Chemie die erste Kernspaltung des Urans durch und machte damit die Kernenergie für den Menschen nutzbar – im guten wie im schlechten Sinne. Ja, die Weltläufe, in die ich hineingeboren wurde, hätten dramatischer nicht sein können. Nur wenige Wochen nach meiner Geburt erzwang Hitler den Anschluss Österreichs an das Deutsche Reich, im Herbst marschierten deutsche Truppen in die Tschechoslowakei ein und am 11. November fand die Reichspogromnacht statt.

Für meine Familie aber war es ein gutes Jahr, das letzte Friedensjahr vor Ausbruch des Zweiten Weltkriegs. Nach Ortrud und Verena war ich das dritte Kind des Ehepaars Günter und Ruth Diehl, geborene Paetzel, und kam im Rittberg-Krankenhaus in Berlin-Lichterfelde zur Welt. Leider war ich ein unansehnliches, verschrumpeltes Würmchen, das meiner Mutter anfangs gar nicht recht gefallen wollte. Erst als die Hebamme meinte: »Na, lassense mal, Frau Diehl, aus dem wird ma was!«, fühlte sie sich etwas hinweggetröstet über meine postnatale Hässlichkeit. Jedenfalls scheint sie mein Auftritt nicht entmutigt zu haben, immerhin schenkte sie weiteren fünf Kindern das Leben: Heidi, Winfried, Frohmut Günther und Dorkas Tabea. Ich war bereits zwanzig Jahre alt, als noch ein später Nachzügler dazukam, leider nur für kurze Zeit. Burkart kam mit Downsyndrom zur Welt, er war ein außerordentlich hübsches und liebenswertes Kind, das die Engel aber schon nach einem Jahr wieder zu sich holten in den Himmel. In den zwölf Monaten seines irdischen Lebens trieben ihn seine nächtlichen Luftnotanfälle in einen Kampf ums Überleben, den unsere Mutter Ruth früher oder später verloren hätte, wäre Burkart nicht an den Folgen einer schweren Missbildung des Herzens gestorben.

* * *

Doch zurück in die 30er-Jahre, zu den Wurzeln meiner Existenz. Folge ich ihnen, lande ich bei zwei Ehepaaren, die ebenso interessant wie grundverschieden waren – bei meinen Großeltern Heinz und Clara Diehl sowie Paul und Martha Paetzel.

Während bei den Diehls mein Großvater Heinz der alles ordnende und bestimmende Partner war, spielte bei den Paetzels meine Großmutter Martha die dominierende Rolle einer *mater familias*. Sie war es, die für Zucht und Ordnung unter den sieben quirligen Paetzel-Kindern sorgte. Paul überließ ihr als introvertierter, tiefgläubiger Zeitgenosse und passionierter Bücherwurm nur allzu gern das Zepter. Ja, der Spross einer angesehenen Berliner Patrizierfamilie war verwurzelt in seinem Glauben, arbeitete als Ingenieur bei Siemens und lebte bescheiden und zufrieden an der Seite seiner starken Frau. Martha, die einer kleinbürgerlichen Familie entstammte, hatte zu Beginn des 20. Jahrhunderts ihren Heimatort Wuppertal hinter sich gelassen und ihr berufliches Glück an der Berliner Charité gefunden. Die beherzte OP-Schwester wurde die rechte Hand von Professor Bier, dem berühmten Chirurgen, der als Marinearzt in den Lazaretten des Ersten Weltkriegs so viele schreckliche Verletzungen gesehen hatte, dass er den klassischen deutschen Stahlhelm entwickelt und damit vielen Soldaten das Leben gerettet hatte. In Martha Paetzel, geb. Otto, fand er eine kongeniale Mitstreiterin – zupackend und resolut, humorvoll und unerschütterlich in ihrem Gottvertrauen. Und so wie sie den OP-Saal regierte, so führte sie auch ihre Familie, welche immerhin sieben Kinder umfasste, die ihren Eltern wiederum 34 Enkel schenkten.

Auch Heinz Diehl verfügte über einen eisernen Willen und eine gewisse Genialität. Kurz vor der Jahrhundertwende ging der 17-jährige Bauernsohn aus Donsbach bei Dillenburg ins Ruhrgebiet, wo er als Steiger in einer Zeche schuftete. Ob es an einem überdurchschnittlichen Intelligenzquotienten lag, an einem hohen Bildungsgrad oder an herausragenden Leistungen – ich weiß es nicht. Jedenfalls wurde er bald darauf zum Studium der Ingenieurswissenschaften zugelassen, ohne das Abitur abgelegt zu haben. Das holte er viele Jahre später im vorgerückten Alter von 56 Jahren nach. Da lebte er allerdings längst in Berlin, war Oberhaupt einer fünfköpfigen Familie und einer der Generaldirektoren der AEG, hatte sich auf seine Ideen, wie das Signalwesen der Reichsbahn zu verbessern sei, mehrere Patente eintragen lassen und war von der Universität Braunschweig mit der Ehrendoktorwürde ausgezeichnet worden. Ein *Selfmademan,* wie er im Buche steht. Clara, seine zierliche Frau, eine geborene Löwen, blieb zeit ihres Lebens und stets zufrieden im Schatten ihres übermächtigen Mannes.

* * *

So unterschiedlich wie die Karten in beiden Familien gemischt waren – beide Großelternpaare hatten eins gemeinsam, und das war die pietistische Prägung. Beide Familien gehörten der darbistischen Brüdergemeinde an. Sie praktizierten ihren Glauben auch im alltäglichen Leben, das heißt, alle Entscheidungen, egal ob mehr oder weniger wichtig, wurden im Licht der Bibel gefällt. Dementsprechend intensiv engagierte sich mein Vater als junger Mann in der Jugendarbeit der Gemeinde. Als es aber um die Frage der Berufswahl ging, schlug er einen anderen Weg ein als sein technikbegeisterter Vater. Er wollte sein Leben dem Dienst an den Kranken widmen, wählte den Arztberuf und schrieb sich in den frühen 20er-Jahren an der Humboldt-Universität in Berlin ein. Die dazugehörigen praktischen Erfahrungen machte er im renommiertesten Krankenhaus des Landes, an der Charité. Was lag näher für einen jungen Mann mit seiner Prägung, als diese Institution mit dem schönen Namen »Nächstenliebe« zu wählen und in die Fußstapfen von Robert Koch und Emil von Behring zu treten? Sein Berufswunsch war der Facharzt für Hals-Nasen-Ohrenheilkunde. Um dieses Ziel zu erreichen, musste er eine Stelle als Assistenzarzt an der Charité ergattern. Da man aber bereits das Jahr 1933 schrieb, war ein solcher Schritt jedem Arzt verwehrt, der nicht Mitglied der NSDAP war. Mein Vater musste also wohl oder übel in die Partei eintreten. Dass ich heute kaum beurteilen kann, wie weit er sich als wiedergeborener Christ mit der Ideologie dieser Bewegung identifizierte, liegt wohl daran, dass in den Jahren nach dem Krieg in den meisten deutschen Familien nur wenig über das gesprochen wurde, was die Menschen im Dritten Reich bewegt hatte. Der tägliche Kampf ums Überleben stand zu sehr im Vordergrund.

Krieg

Zu Beginn der 30er-Jahre stellten sich für Günter Diehl, meinen Vater, wichtige Weichen. Die berufliche Karriere, die hier einen vielversprechenden Anfang nahm, erfuhr durch den Krieg einen drastischen Dämpfer, das private Glück aber überstand diese Zäsur. Das fand er in der Babelsberger Brüdergemeinde, wo er seine Ruth kennen- und lieben lernte. Von Anfang an stand für die beiden außer Frage, dass ein Haus voller Kinder ein besonderer Segen Gottes sei. Und so zog schon ein Jahr nach der Hochzeit, die sie 1934 feierten, das erste von acht Kindern in die Villa ein, die sie zusammen mit Günters Eltern in Berlin-Lichterfelde bewohnten. Bald darauf ergriff der frischgebackene Facharzt die Chance, eine HNO-Praxis in der Pariser Straße in Wilmersdorf zu eröffnen. Die Praxis florierte, bis der Zweite Weltkrieg alles zunichtemachte. Mein Vater wurde eingezogen, während des Frankreich-Feldzuges im Jahr 1941 verwundet und wieder ausgemustert. Nun war er zwar vom Kriegsdienst befreit, musste sich aber als Rotkreuzarzt um die Versorgung der zahllosen verwundeten Soldaten und Zivilisten kümmern. Sein Einsatz ging dabei über seine Aufgaben als Mediziner deutlich hinaus. Zeitweilig brachte er jede Nacht verwaiste Kinder mit nach Hause, die er in den Trümmerschluchten unserer zerbombten Stadt aufgelesen hatte, und nicht selten teilten wir mit diesen armen Würmern unsere Betten. Dort aber fanden wir in der Regel wenig Schlaf, denn ab 1943 wurden die Luftangriffe der Alliierten so heftig, dass uns das Heulen der Sirenen allnächtlich drei- bis viermal aus dem Schlaf riss. Schlaftrunken und frierend torkelten wir dann in den dunklen Keller, wo auf mich fünfjährigen Knirps bereits der große, schwarze Kohlenhaufen wartete, der da in seiner finsteren Ecke lauerte und mir schreckliche Angst einflößte.

Im September 1943 machten meine Eltern diesem Albtraum

ein Ende. Meine Mutter fuhr mit uns fünf Geschwistern und den Großeltern Diehl nach Thüringen. In Lichte, einem kleinen Dorf am Rennsteig, nahm uns die befreundete Familie Sonntag auf. Obwohl Oskar und Ida Sonntag als Besitzer der florierenden Wallendorfer Porzellanmanufaktur vermögende Leute waren, konnten sie nicht verhindern, dass unsere Essensrationen mit jedem Monat, den der schreckliche Krieg andauerte, kleiner wurden. Dennoch genossen wir Kinder den Frieden und die Freiheit, die wir in der ursprünglichen Natur der Thüringer Berge fanden. Als überbehütete Stadtkinder, die es gewohnt waren, in Begleitung von »Froin Ella«, unserem geliebten Kinderfräulein, durch die wohlgeordneten Parks von Lichterfelde zu spazieren, war dieses Leben ein einziges Abenteuer. Was bargen die tiefen Wälder rings um Lichte nicht alles für Geheimnisse! Ob es das mysteriöse Franzosengrab, der sagenumwobene Höllenteich oder das imposante Viadukt war, das sich wie eine Fata Morgana über die dunklen Tannen im Finsteren Grund schwang, um der »Max-und-Moritz-Bahn« den Weg zu bereiten – so viele spannende Orte und Geschichten lockten uns hinaus ins Grüne. Als man mich kurz nach dem Osterfest des Jahres 1944 einschulte, bekam meine herrliche Freiheit allerdings eine kleine Delle. Umso spannender wurde mein ABC-Schützen-Dasein, als ich im darauffolgenden Winter meinen Schulweg auf Skiern zurücklegen durfte.

Vom Schlachtenlärm blieb Lichte auch im Jahr 1944 verschont. Zwar zogen ab und zu Soldaten durch unser Dorf, doch von dem Unheil und dem Sterben, das Hitler über die halbe Welt gebracht hatte, merkten wir wenig. Mein Vater, der sich in der Reichshauptstadt nach wie vor um verletzte, ausgebombte und heimatlose Menschen kümmerte, besuchte uns ab und zu mit seinem kleinen DKW Sonderklasse. Für uns Kinder begannen dann jedes Mal unbeschwerte Tage, wenn wir alle zusammen am Rennsteig Ski fuhren. Das Einzige nämlich, was es im letzten Kriegswinter reichlich gab, war Schnee. Ja, es war bitterkalt und das bekamen wir deutlich zu spüren, denn warme Kleidung für eine fünfköpfige Kinderschar zu besorgen, war zu Kriegszeiten eine enorme Herausforderung.

Dann kam der März des Jahres 1945 und nun spürten auch wir Kinder, dass große Umwälzungen in der Luft lagen. Tag für Tag wuchs die seltsame Unruhe unter den Erwachsenen, immer aufgeregter spekulierte man im kleinen Kreis über ein nahendes Kriegsende. In die Freude mischte sich allerdings auch die Sorge vor dem, was uns erwartete, wenn die Russen unser Tal erreichten. Nicht nur die Radiopropaganda verbreitete Unruhe mit ihren Berichten über Gewaltexzesse, die dort zur Tagesordnung gehörten, wo die Rote Armee das Sagen hatte. Es waren mittlerweile auch die immer zahlreicher eintreffenden Flüchtlinge aus dem Osten, die von Vergewaltigungen und Racheakten berichteten und damit vor allem die Frauen ängstigten.

Noch vor der russischen Armee aber kamen die Amerikaner.

»Oku, Vreni, kommt schnell, das müsst ihr sehen, die Amis sind schon am Kirchsteig ...« Ortrud, Verena und mir war bewusst, dass etwas Unerhörtes vor sich ging. Riesige Panzer rumpelten durch Lichte, gefolgt von Armeelastern, die schwere Haubitzen zogen. Den Abschluss bildeten lange Schützenreihen schwer bewaffneter Soldaten, die uns am meisten beeindruckten. Sperrangelweit standen unsere Münder offen, als wir zum ersten Mal in unserem Leben dunkelhäutige Männer sahen. Meine Erschütterung wuchs allerdings ins Unermessliche, als ein baumlanger GI auf mich zutrat und mir mit den Worten »Hey peewee, like some sweets?« ein Stück Schokolade in die Hand drückte – eine Köstlichkeit, die wir Kriegskinder noch nie probiert hatten. Die Faszination, die diese Ereignisse auslösten, dauerte aber nur wenige Tage. Es war Anfang Juli, als mein Vater plötzlich in der Tür stand und rief: »Wir müssen heute noch aufbrechen. Alles liegen lassen! Morgen kommen die Russen!«

Noch am gleichen Abend brachen wir zusammen mit zwei weiteren Familien auf. Unsere Autokolonne führte ein DKW-Cabriolet Sonderklasse an, in dem meine Eltern mit dem dreijährigen Winfried und den Großeltern saßen, dann folgte ein Opel

Blitz mit einer offenen Ladefläche. Darauf fanden sich ein Stuhl, ein Tisch, ein Schrank und ein Deckenhaufen, unter dem sieben Kinder vor Angst und Kälte schlotterten.

Es war schon gegen Mitternacht, als wir die Grenze zwischen Thüringen und Hessen erreichten. Nur noch wenige Meter trennten uns vom Übergang in die amerikanische Besatzungszone, da senkte sich ein Schlagbaum vor der Motorhaube meines Vaters. Kamen wir zu spät? Tatsächlich, neben dem DKW Cabriolet tauchte ein Rotarmist auf, der in einem dicken Militärmantel steckte und eine riesige Pelzmütze trug, die auf mich einen enormen Eindruck machte. Während er mit meinem Vater sprach, bibberten wir Kinder auf unserem feuchtkalten Lager um die Wette. Und das nicht nur in ängstlicher Erwartung dessen, was nun geschehen würde. Uns machte auch die außergewöhnlich frische Nacht zu schaffen, in der unsere Flucht stattfand. Atemlos verfolgten wir das Hin und Her, das wilde Gestikulieren und die immer lauter werdende Diskussion zwischen den Erwachsenen. An einem bestimmten Punkt dieses intensiven Austauschs muss wohl die goldene Uhr meines Vaters den Besitzer gewechselt haben, denn irgendwann drehte der Russe ab, schritt gravitätisch zur Schranke und öffnete sie aufreizend langsam. Wer kann sich unsere Erleichterung vorstellen? Denn es war nicht nur die Holzstange, die hinter uns niederging, als auch der Opel Blitz ins Hessische gerollt war. Es war ein ganzer Eiserner Vorhang, der sich in den folgenden Tagen, Wochen und Monaten immer weiter senkte, für 44 lange Jahre geschlossen blieb und sich erst im Jahr 1989 wieder öffnete.

Man kann sich denken, wie glücklich wir waren, als einige Stunden später die ersten Sonnenstrahlen unsere Sinne wiederbelebten. Todmüde, schmutzig, hungrig und durstig krabbelten wir aus unserer Deckenhöhle, als unser Pritschenwagen in ein kleines, verschlafenes Dorf am nordöstlichen Saum des Westerwaldes rollte. Das Dorf hieß Donsbach.

Kindheit im Nachkriegsdeutschland

Für meinen Großvater Heinz muss es unvorstellbar hart gewesen sein, wie ein Bettler zurückzukehren an den Ort, den er als 17-Jähriger verlassen hatte, um seinen stets aufwärts gerichteten Weg bis zum Ehrendoktor der Universität Braunschweig zu gehen. Da standen wir nun auf der Dorfstraße und wussten zunächst nicht wohin. So wie die deutschen Soldaten, die vereinzelt durch das Dorf zogen. Wie Schatten huschten sie an uns vorbei in ihren zerlumpten Wehrmachtsuniformen oder alten Anzügen, die ihnen irgendein barmherziger Spender überlassen hatte.

Mein Großvater hatte in Donsbach natürlich noch Verwandte und Bekannte, bei denen wir nun reihum anklopften.

»Heinz, du? Aha. Najo, doh misste mir moh üwwerlehe ...«

Dem ersten Schreck über die unerwartete Invasion folgten in der Regel ein paar Augenblicke zögerlichen Zauderns, die dann in mehrere Minuten intensiven Grübelns übergingen, bis man irgendwann zur Tat schritt und uns in unterschiedlichen Häusern einquartierte. Die Großeltern wurden von alten Freunden aufgenommen, meine Eltern wohnten zusammen mit Nesthäkchen Winfried bei einem Bauern und wir vier älteren Kinder kamen zunächst auf einem anderen Hof unter. Man wies uns ein spartanisch eingerichtetes Stübchen mit einem notdürftigen Bettenersatz zu, sprach die Worte: »Kinnche, wannr keen Zoores odr Gemüggel macht, solltr aach woas zum äse kreje. Brut, Erbel un ewwes Melsch huu mir emmer en de Hitt«, und meinte damit, dass wir ausreichend Brot, Kartoffeln und Milch bekommen würden, wenn wir weder Ärger noch Unordnung machten.

Dass ich keine Silbe verstand von dem, was unsere Gastgeber von sich gaben, machte mir die Eingewöhnung nicht eben leicht.

Das, was sich in meinen Ohren wie ein absonderliches Kauderwelsch anhörte, war nichts anderes als das hessische Platt. So breit und schmalzig, wie die Einheimischen nahezu jeden Konsonanten betonten, wirkte jeder Wortwechsel irgendwie unheimlich auf mich. Immerhin passte dieser Eindruck zu der mürrischen und abweisenden Art, in der unsere Hausherren mit uns umsprangen.

Und doch waren wir zufrieden. Wir hatten den freieren Teil Deutschlands erreicht, hörten keinen Kanonendonner in der Ferne mehr und mussten uns nicht mehr vor Tieffliegern im Wald oder Straßengraben verstecken. Wir hatten ein Dach über dem Kopf und bekamen selbst gebackenes Brot mit Butter zu essen. Morgens stand ein Glas Milch auf dem Tisch – ein Getränk, das ich liebte und schon lange nicht mehr getrunken hatte – und mittags löffelten wir eine dünne, aber immerhin warme Suppe.

Die räumliche Trennung von unseren Eltern dauerte Gott sei Dank nur ein halbes Jahr, dann nahm mein Vater eine sich bietende Gelegenheit wahr und mietete eine kleine Wohnung. Sie bot ausreichend Platz, um uns alle unter einem Dach zu vereinen. Ein erster Schritt auf dem Weg zur Normalisierung unserer Lebensumstände war getan. Doch obwohl wir Kinder uns im Dorf schneller einlebten als die Erwachsenen und hier und da ganz behutsam Freundschaften schlossen, merkten wir bald, dass wir für die Dorfgemeinschaft Fremdlinge und unerwünschte Eindringlinge blieben. Anscheinend waren wir einem Großteil der Einheimischen einfach nur lästig und man meinte, sich gegen unsere Anwesenheit wehren zu müssen.

Ich war damals sieben Jahre alt, strohblond und sehr schmächtig. Auf die kräftigen, trotz aller Entbehrungen wohlgenährten Bauernburschen muss ich wie ein gelber Kanarienvogel gewirkt haben. Ein Piepmatz, den man nur zu gern rupfte. In den Rangfehden, die an der Tagesordnung waren, unterlag ich anfangs ausnahmslos. Die Prügel allerdings, die ich bezog, härteten mich in kürzester Zeit so ab, dass ich schon nach einem Jahr als der

Zweitstärkste galt. Wenigstens die Schwächeren ließen mir in der Folge meine Ruhe. Endlich.

Doch nicht nur Muskeln waren bei diesem Kräftemessen gefragt, genauso wichtig war Hirnschmalz. Und davon konnte ich eine ordentliche Portion aufweisen. Vielleicht bewahrten uns gerade meine etwas vernünftigeren Ideen vor der einen oder anderen Katastrophe, die uns beinahe täglich drohten, stand uns doch für unsere martialischen Spiele ein reichhaltiges Waffenarsenal zur Verfügung. In unseren sorgsam gehüteten Verstecken fanden sich Gewehre, Maschinenpistolen, Revolver, Handgranaten und allerlei anderes Kriegsgerät, das wir nach der Auflösung der Wehrmacht in Wald und Feld einfach nur einsammeln mussten. Auch wenn das unendlich gefährlich war – es gab keine Erwachsenen, die die Zeit gehabt hätten, uns den ganzen Tag lang zu kontrollieren. Da eine Wiederaufnahme des Schulunterrichts erst für den Frühling des Jahres 1946 angekündigt war, hatten wir mehr als genug Zeit, die Fluren rund um Donsbach zu durchstreifen, unsere Schlachten zu schlagen und uns auszutoben. Meistens ging ich aus diesen teilweise ziemlich harten Kämpfen als Sieger hervor. Das lag nicht nur daran, dass ich etwas schlauer war als die anderen, ich konnte auch schneller laufen als die Mehrzahl der dicken Bauernjungen, was mir ein diebisches Vergnügen bereitete. Und doch waren die groben Prügeleien weitaus mehr für mich als harmlose Räuber-und-Gendarm-Spiele, fröhliche Balgereien unter Kindern. Für mich wurden sie zu einer ernsten Schule des Lebens, in der ich lernte, mit Ungerechtigkeiten fertigzuwerden, Widerstände zu überwinden und mich durchzusetzen. Es war auch diese Prägung, die mir half, meinen Weg durchs Leben zu finden.

Nicht weniger ernst ging es zu Hause zu. Im Herbst des Jahres 1945 fuhren zwei streng dreinblickende Militärpolizisten in einem Jeep der US-Streitkräfte vor und verhafteten meinen Vater. Da er der NSDAP beigetreten war, um die Stelle eines Assistenzarztes zu bekommen, galt er nun als belastet und wurde ins Internierungslager Darmstadt gebracht, wo man Funktionsträger des Dritten Reiches entnazifizierte. Völlig unvermittelt stand meine hochschwangere Mutter mit uns fünf Kindern allein da und es dauerte nicht lange, bis wir alle schrecklichen Hunger litten. Obwohl wir umgeben waren von Bauernhöfen, fehlte es uns an allem. Wir hatten weder Holz noch Kohlen, weder Milch noch Brot noch Kartoffeln.

In mir arbeitete es und ich merkte, dass da zwei Seelen in meiner Brust wohnten. Einerseits spürte ich trotz meines lächerlichen Alters, dass ich als ältester Junge eine gewisse Verantwortung für Mutter und Geschwister trug. Um dieser gerecht zu werden, fasste ich einen kühnen Plan. Mehrmals in der Woche schlich ich mich im Morgengrauen in den Stall eines befreundeten Bauern, um dort mit zitternden Fingern eine der riesigen Kühe zu melken, die mir regelmäßig den Angstschweiß auf die Stirn trieben. War die Milchkanne voll, machte ich mich mucksmäuschenstill auf den Heimweg, den ich nur kurz unterbrach, um auf dem Acker desselben Bauern ein paar krumme Kartoffeln auszubuddeln. Die Furcht, erwischt und kräftig durchgewalkt zu werden, war dabei mein ständiger Begleiter. Doch es war das Leuchten in den Augen meiner Geschwister, das alles wieder wettmachte, wenn ich mit meiner Beute nach Hause zurückkehrte.

Andererseits fiel es mir von Monat zu Monat schwerer, mich in ein festes Familiengefüge einzuordnen. Ob der Mangel an väterlicher Autorität schuld war oder die grenzenlose Freiheit, die für uns Streuner mittlerweile die gewohnte Lebensform darstellte – Gehorsam und Pflichterfüllung gehörten jedenfalls nicht mehr zu den Idealen, denen wir nacheiferten. Wir lebten nach unseren eigenen Gesetzen, in denen der Paragraf »Häusliche Ordnung« nicht enthalten war. Kein Wunder, dass meine arme Mutter schier verzweifeln wollte an mir, so widerborstig und aufsässig, wie ich war. Bald schwebte über meinem Haupt das Damoklesschwert der Erziehungsanstalt, die sie bereits für mich ausgesucht hatte. Da kehrte – sozusagen in letzter Sekunde – mein Vater aus dem Lager zurück. Sechs Monate hatte die Militärverwaltung gebraucht, um festzustellen, dass er kein aktives Parteimitglied gewesen war, sondern nur um seiner Arztlaufbahn willen die Registrierung beantragt hatte. Doch nun war er wieder da, der Herr im Haus, und ich musste mich wohl oder übel einfügen.

Und mit seiner Rückkehr besserten sich auch unsere Verhältnisse. Endlich hatten wir wieder einen Ernährer – im wahrsten Sinne des Wortes. Zwar hatte er sämtliche Geräte und Instrumente in seiner Praxis in Berlin zurücklassen müssen, doch da er der einzige Arzt weit und breit war, kamen nun die Bauern von nah und fern, um sowohl ihre Wehwehchen als auch ihre ernsten Beschwerden von ihm behandeln zu lassen. Und er half ihnen mit den Mitteln, die ihm zur Verfügung standen. Entlohnt wurde er mit Naturalien. Auf unserem Tisch fanden sich fortan Speck, Butter, Brot, Wurst und Kartoffeln in ausreichender Menge und wir konnten uns endlich wieder satt essen.

Für unser tägliches Brot war mit diesen Köstlichkeiten zwar gesorgt, doch um einen achtköpfigen Hausstand dauerhaft unterhalten zu können, brauchte mein Vater ein zweites berufliches Standbein. Das fand er bei der »Bruderhilfe«, dem Hilfswerk des Bundes Evangelisch-Freikirchlicher Gemeinden. Tag für Tag radelte er also mit einem alten Drahtesel sechs Kilometer weit über einen Bergrücken nach Dillenburg hinunter, wo die »Bruderhilfe« ihren Sitz hatte, und verdiente sich als kleiner Angestellter einen schmalen Lohn.

Und auch wir Kinder machten nun Bekanntschaft mit den »Mühen der Ebene«, einer ordentlichen Erziehung, die uns kleine Vagabunden bald in brave ABC-Schützen verwandelte. In der Donsbacher Dorfschule absolvierte ich meine nächsten Schuljahre. Immerhin konnten wir rechtzeitig zur Geburt der kleinen Dorkas als mittlerweile neunköpfige Familie ein Haus beziehen, auch wenn das seine besten Tage längst hinter sich hatte. Dass es einem alten Schlachter gehörte, der uns Kinder mit seiner verschrobenen und bärbeißigen Art wie der leibhaftige Knecht Ruprecht vorkam, mussten wir wohl oder übel in Kauf nehmen.

Wiedererwachendes Familienleben

Im Jahr 1949 zogen wir ins nahe gelegene Herborn um und unsere räumliche Situation verbesserte sich spürbar. Die Vierzimmerwohnung mit Küche und kleinem Bad, die mein Vater gemietet hatte, lag im mittelalterlichen Stadtkern in einem großen Mehrfamilienhaus. Wir Jungs schliefen zwei Stockwerke über dem Bad in einer Mansarde, die Mädchen einen Stock tiefer in einem geräumigen Zimmer.

Mein Vater machte sich umgehend an den Wiederaufbau seiner HNO-Praxis. Da dieser längst überfällig war, nahmen wir die Nachteile in Kauf, die damit verbunden waren. Er war einerseits kostspielig, andererseits hatten wir im Bereich Speck, Milch und Kartoffeln einen Lieferausfall zu beklagen. Vater meinte damals: »Die hessischen Bauern neigen anscheinend dazu, sich lieber mit ihren Hals- und Ohrenschmerzen abzufinden, als die zehn Kilometer weite Reise nach Herborn zu unternehmen. Kinder, ich fürchte, dass nun wieder Schmalhans Küchenmeister bei uns sein wird.«

So wie auch unser Kleiderschrank eher bescheiden dimensioniert war. Meine Kleidung bestand aus riesigen, ausgelatschten Knobelbechern, zwei Hemden, einem alten Pullover und einem Paar Knickerbockern. Alle zwei Wochen war Waschtag. Am Montagmorgen um 4 Uhr stand meine Mutter auf und jagte uns aus den Federn. »Ihr Jungs zieht los, um Holz zu organisieren. Die Führung übernimmt Winfried, der kennt sich am besten in den Holzvorräten der Umgebung aus.«

Eine Stunde später wanderten morsche Zäune, alte Bäume und herrenlose Obstkisten in den großen Kessel in der Waschküche. Gegen Mittag wurde die Wäsche mit der Hand geschleudert, um dann in der Wohnung über Stuhllehnen gelegt, an Lampen aufgehängt und auf dem Klavier ausgebreitet zu werden. Und vor der guten Stube saßen bereits zahlreiche Patienten auf dem Flur, da mein Vater bis 1951 seine Sprechstunde in unseren vier Wänden abhielt. Improvisation war damals alles.

Ähnliches galt auch für die freie Zeit, die uns nach unseren Schularbeiten zur Verfügung stand. Das Freizeitangebot tendierte so kurz nach dem Krieg gegen null, ich aber hatte durchaus konkrete Vorstellungen davon, wie ich meine Spätnachmittage verbringen wollte. Da meine Freiheitsliebe auch nach dem Umzug in die Stadt noch nicht ganz erloschen war, galt mein ganzes Sehnen einem Fahrrad, das es mir möglich machen würde, die Umgebung von Herborn zu erkunden. Auf meinem Wunschzettel für das Weihnachtsfest stand es deshalb ganz oben.

»Für dich, Volker, haben wir uns dieses Jahr etwas ganz Besonderes ausgedacht.« Wer kann ermessen, wie enttäuscht ich war, als meine Eltern den Blick auf einen Weihnachtsbaum freigaben, vor dem alles Mögliche aufgebaut war – nur kein Fahrrad. Stattdessen lag da eine Geige. War das ihr Ernst? Eine Fiedel? Ich war konsterniert. Heute bin meinen Eltern dankbar, dass sie damals diese kluge Entscheidung getroffen haben. Sie wussten, wie man jeder Art von Frustration und Langeweile vorbeugt und das Leben so kurzweilig wie möglich gestaltet. Fernsehen gab es damals noch nicht, einen Plattenspieler hatten wir nicht und das Radio war ein mickriger, quiekender »Volksempfänger«. Wollten wir also etwas Schwung in unseren Alltag bringen, blieb uns nichts anderes übrig, als selbst zum Instrument zu greifen. Dennoch saß mein Groll über diesen Schachzug meiner Eltern erst mal tief. Und die Tatsache, dass ich meine Übungsstunden in der kalten Mansarde abhalten musste, wo ich nur noch mehr fröstelte, wenn mein Bogen über die Saiten kratzte, während drunten auf der Gasse meine Freunde Fußball spielten, gab meiner Begeisterung für dieses Streichinstrument den Rest. Ja, ich hasste das Gefiedel bis zu dem Tag, an dem mich meine kluge Geigenlehrerin bei einem Schülerkonzert in die vorderste Reihe des kleinen Orchesters stellte. Es kam, wie es kommen musste: Bis auf die Knochen blamierte ich mich mit meinem Gequietsche. Aber so peinlich es auch war – nun war mein Ehrgeiz geweckt und ich kniete mich rein. Zunächst nur, um das Gesicht zu wahren. Dann aber, mit jedem wohlgeformten Ton, den ich meiner Violine entlockte, verliebte ich mich mehr und mehr in dieses zarte Instrument. Eine Beziehung nahm ihren Anfang, die erst durch einen Unfall ein Ende nahm, bei dem ich mir vor einigen Jahren den Arm verletzte. Dass das, was in jener Mansarde damals begann, so jäh abbrach – das war eine der schmerzlichsten Erfahrungen meines Lebens …

Während ich von Tag zu Tag tiefer in die Welt der Musik vordrang, eröffnete mein Vater in Herborn eine neue HNO-Praxis. Da die dafür nötige Anschaffung so vieler kostbarer Instrumente enorme Geldsummen verschlang und meine Eltern sich auf die Aufgabe konzentrierten, uns alle satt zu kriegen, mussten wir drei »Großen« – Ortrud, Verena und ich – bei der Erziehung unserer kleineren Geschwister mit Hand anlegen. Das fiel uns nicht schwer, denn unser Familienleben war intensiv und herzlich und wir waren es gewohnt, vieles gemeinsam zu unternehmen. Zum Beispiel nutzten wir unsere freien Tage, um uns die herrlichen Wälder zu erwandern, die vom Westerwald bis ins hessische Bergland reichen.

Auch nahmen wir unsere Mahlzeiten stets zusammen ein. Mutter konnte einen enormen Erfindungsreichtum entwickeln, wenn es darum ging, mit bescheidenen Mitteln alle hungrigen Mäuler zu stopfen. Da wir Kinder häufig unsere Freunde mitbrachten, die auch verköstigt werden wollten, versammelten sich nicht selten bis zu zwölf Gäste am Tisch. In Ausnahmefällen konnte es auch mal so aussehen, als wollten unsere Vorräte nicht ausreichen, um derartig viele Mägen zu füllen. Dann griffen wir Diehl-Kinder zu einem Trick. Wir wandten uns an unseren Vater und heuchelten Anteilnahme. »Pati« – so lautete unser Kosename für ihn – »wie stark hat die Patientin eigentlich geblutet, der du heute Morgen die Mandeln entfernt hast? Waren die Tonsillen sehr glitschig? Vielleicht sogar eitrig?« In den meisten Fällen zeigten unsere Gäste daraufhin die erwünschte Reaktion, erbleichten und bekundeten erschüttert, dass sie überhaupt keinen Hunger mehr hätten. Prompt reichte das Essen für uns Diehls, die längst immun gegen solche Szenarien waren.

Nach dem Abendessen wurden in der Regel Geschichten aus dem »Erzählbuch biblischer Geschichten« von Gottfried Fankhauser vorgelesen, dann setzte sich Vater ans Klavier, Winfried und ich nahmen unsere Geigen zur Hand und der Rest der Familie stimmte ein Lied nach dem anderen an. Mein Vater hatte auch ein literarisches Steckenpferd, und zwar Balladen. Ich erinnere mich an »Die Füße im Feuer« von Conrad Ferdinand Meyer. Mein Vater war jedes Mal so zu Tränen gerührt, dass er nicht weiterlesen konnte. Er war eben nicht nur ein geschickter Hals-Nasen-Ohren-Arzt, sondern auch ein Mediziner, dem das Schicksal seiner Patienten am Herzen lag. Sonntag für Sonntag pflegte er in den Brüdergemeinden rund um Herborn zu predigen. Ich durfte ihn begleiten – und zwar als Chauffeur! Ja, bei mir war schon im zarten Alter von zwölf Jahren die Leidenschaft für das Autofahren erwacht und ich entwickelte mich bald zu einem Naturtalent auf vier Rädern. So manchen Abend steuerte ich unseren geliebten Oldtimer, einen Opel P4, später dann einen knuffigen Opel Olympia und schließlich den vornehmen Opel Kapitän in die Garage am anderen Ende von Herborn. Nicht selten gesellte sich mein Freund Rolf im Wagen seines Vaters dazu, einem Lloyd LP 300, und wir drehten noch einige Runden um die Häuser, ohne dass das von Polizei oder Nachbarn beanstandet oder gar bestraft wurde. Kein Wunder, denn der Verkehr war so kurz nach dem Krieg noch sehr überschaubar – kaum Autos, hauptsächlich Fahrräder und hier und da mal ein Pferdewagen.

Doch der Lauf der Zeit war nicht aufzuhalten. Nachdem wir die Herborner Volksschule besucht hatten, wechselten wir auf das Dillenburger Gymnasium, wo wir wegen der Platznot in Vor- und Nachmittagsschichten unterrichtet wurden. Ich besuchte den humanistischen Zweig und begann in der fünften Klasse – damals

Sexta genannt – mit Latein. In der siebten, der Quarta, gesellte sich Griechisch dazu, während der Englischunterricht damals noch auf ein paar wenige Semester in der Oberstufe beschränkt blieb. Von den 57 Mitschülern, die voller Hoffnung ins Abenteuer Gymnasium starteten, erreichten nur dreizehn das Abitur.

Die Zeltevangelisation

Nun trennte uns bald ein Jahrzehnt von der Finsternis des Dritten Reiches. Man kann sich heute den Hunger kaum mehr vorstellen, den die Menschen in unserem Land in dieser Zeit entwickelt hatten.

Da war zunächst der Hunger in materieller Hinsicht. In erster Linie war es dem Marshallplan der Amerikaner und der Währungsreform von 1948 zu verdanken, dass in den westlichen Besatzungszonen, der Bundesrepublik, ein enormer ökonomischer Aufschwung einsetzte und das Wirtschaftswunder seinen Lauf nahm.

Dann herrschte in weiten Kreisen der Bevölkerung auch ein spürbarer Hunger in kultureller Hinsicht. Ob es die literarische Welt oder die darstellenden Künste betraf, gerade die jungen Menschen konnten zum ersten Mal Autoren lesen, deren Werke nicht lange zuvor noch verbrannt worden waren, und strömten nun in die Theater, Opernhäuser und Kinos, deren Programmhefte man befreit hatte vom Propagandamüll der Nazis.

Es gab aber auch einen geistlichen Hunger, der sich unter anderem daran zeigte, dass die sogenannten Zeltevangelisationen einen erstaunlich großen Zulauf verzeichnen konnten. Die Arbeit der Zelt-Missionare wurde im Dritten Reich streng überwacht, musste im Krieg ruhen und war danach wieder aufgenommen worden. Dabei waren es nicht nur deutsche Evangelisten, die da landauf, landab unterwegs waren.

Im Jahr 1953 schlugen zum Beispiel amerikanische Baptisten ihr Zelt bei Herborn auf. Neugierig wie ich war, schlüpfte ich gleich am ersten Abend in die vorletzte Reihe. War es eine gewisse Unzufriedenheit mit der strengen, nüchternen Art, wie der Glaube in unserer Brüdergemeinde praktiziert wurde? War es der Wunsch nach mehr, der mich reizte, über meinen Kinderglauben hinauszugehen, welcher auf unserer abendlichen Lektüre daheim fußte? Oder waren es die emotional aufgeladenen Hymnen und die Aufrufe der Redner, die intensiv auf eine Entscheidung für Christus drängten? Ich kann es nicht mit Gewissheit sagen. Jedenfalls passierte ich einen Meilenstein meiner geistlichen Entwicklung, als ich nach vorne ging, um mein Leben Jesus zu übergeben, und mich bald darauf im Alter von fünfzehn Jahren taufen ließ.

Ein emotionaler Höhenflug setzte ein, der mich eine gewisse Zeit lang trug. Eifrig bekannte ich meinen Glauben vor Gott und der Welt, unter anderem auch vor meinen Klassenkameraden. Mit deren Skepsis konnte ich umgehen, nicht jedoch mit dem, was ich um mich herum in Familie und Gemeinde erlebte. Ob es die Brüder in der Versammlung betraf oder meinen Vater – ein ums andere Mal musste ich feststellen, dass ihr Reden, ihr geistliches Bekenntnis nicht zu ihrem Tun passte. Immer lauter wurden in mir die Zweifel an der Authentizität der Glaubensgeschwister, in denen ich zunehmend verzweifelt Vorbilder suchte. Was mir fehlte, war Ehrlichkeit, war die Größe, einen Fehler zuzugeben oder gar eine Sünde zu bekennen, sich vor einem Zeugen die Vergebung Gottes zusprechen zu lassen und dann einen Neuanfang zu machen. Erst viele Jahre später habe ich die befreiende Kraft der Beichte im »Marburger Kreis« kennengelernt, doch dazu an anderer Stelle mehr. Die sehr enge Atmosphäre, die in der Gemeinde zu der Zeit herrschte, und die vielen Regularien, die den Mitgliedern das Tanzen, das Musizieren, den sonntäglichen Sport und so vieles mehr verboten, taten ein Übriges. Und so wurde mein Glaube dünner und dünner, bis er schließlich auf eine lange Tauchfahrt ging und erst Jahre später neue Kraft gewann.

Eine Jugend zwischen Largo und Allegro

Immerhin konnte ich in meiner Schulkarriere Schritt halten mit der beruflichen Karriere meines Vaters. Bis zum Jahr 1956 war sein Patientenstamm so weit gewachsen, dass meine Eltern es wagen konnten, nach vielen Jahren der räumlichen Enge und Not ihr eigenes Heim zu bauen. Unser Haus lag »Am Schönblick« über den Dächern von Herborn, mitten im Grünen. Den Erfolg seiner Praxis hatte er bis zu einem gewissen Grad seinen Töchtern zu verdanken. Nachdem Ortrud, Verena und Heidi ihre Mittlere Reife erworben hatten, arbeiteten sie als Sprechstundenhilfen bei meinem Vater. Sie unterstützten ihn bei der Behandlung der Patienten und waren sich auch nicht zu schade, nach Feierabend die Holzböden zu schrubben und zu bohnern. Der Weg, den sie damit einschlugen, entsprach dem Rollenverständnis, nach dem die Mitglieder der »Christlichen Versammlung« ihre Familien organisierten. Eine Frau sollte möglichst früh einen möglichst wohlhabenden und möglichst gläubigen Mann ehelichen, vielen Kindern das Leben schenken, um dann beide Parteien zu umsorgen. Der Mann wiederum hatte die Familie zu versorgen und nach außen zu vertreten. Zu diesem Zweck fiel ihm automatisch das Recht auf eine sorgfältige Ausbildung oder ein Studium zu. Rückblickend können wir Gebrüder Diehl unseren Schwestern nicht genug danken, dass sie durch Verzicht und Einsatz so viel zum Wiederaufbau der Familie beigetragen haben. Es ist aus meiner Sicht absolut verständlich, dass dieser Sachverhalt im Lauf unseres Lebens immer wieder mal Gegenstand intensiver Diskussionen wurde, die allerdings von unseren Schwestern ausgesprochen fair geführt wurden …

Die Mädchen machten also relativ frühzeitig Bekanntschaft

mit dem Ernst des Lebens und in materieller Hinsicht waren uns auch keine großen Sprünge möglich, dennoch entwickelten wir sieben Sprösslinge genug Kreativität, um unsere Jugendzeit bescheiden und doch abwechslungsreich, fleißig und dabei fröhlich zu gestalten. Das Zauberwort, das uns dabei half, lautete »Eigeninitiative«. Bei uns gab es weder Glotze noch Grammofon. Um den musikalischen Hunger zu stillen, der junge Menschen in der Regel mit Einbruch der Pubertät befällt, griffen wir einfach selbst zu den Instrumenten. Wir machten leidenschaftlich Musik, wir spielten in Trios, Quartetts oder Orchestern und schonten auch unsere Stimmbänder nicht, weder daheim noch in den Chören, denen wir uns anschlossen. Auch mein Geigenspiel wurde mit jedem Monat etwas besser.

Mein Freund Dieter teilte diese Leidenschaft für alles Musische. Wir dichteten, musizierten und komponierten eigene Lieder, waren aber auch bereit, alle Harmonien beiseitezulegen und uns in engagierten Diskussionen halbe Nächte um die Ohren zu schlagen. Dieter, der damals schon ein überzeugter Juso war, versuchte leidenschaftlich, mich für die Sache der Arbeiterbewegung zu gewinnen, war sich aber auch nicht zu schade, in Themen einzusteigen, die im Zusammenhang mit dem christlichen Glauben standen. In den Gesprächen mit ihm fand ich zu einer Freiheit, die ich in meiner Gemeinde so schmerzlich vermisste, ihm gegenüber durfte ich Fragen stellen, die dort obsolet waren. Besonders wichtig wurde uns die Frage der Theodizee: Wie kann Gott, der doch allmächtig und allwissend ist, all das Leid auf der Welt zulassen? Warum macht er sich so verletzlich, dass er seinen eigenen Sohn am Kreuz opfert? Aber auch andere Themen beschäftigten uns: Ist der Glaube an Christus der einzige Weg, um gerettet zu werden? Wie kann man einem Schöpfungsbericht Glauben schenken, der ganze sieben Tage umfasst? Ist Darwins Beobachtung, dass die Spottdrosseln der Galapagosinseln einerseits denen auf dem südamerikanischen Festland ähneln, andererseits aber auffällige Abweichungen aufweisen, nicht das alles schlagende Argument für seine Evolutionstheorie und eine

Widerlegung der eher mythisch anmutenden Erzählung in der Bibel? Warum brauchte Gott den Kreuzestod seines Sohnes, um den Menschen zu erlösen? Und so weiter und so fort. Obwohl wir keine endgültigen Antworten fanden, tat es mir gut, überhaupt so fragen zu dürfen.

Wie gesagt, Dieter liebte die Musik genauso intensiv wie ich und spielte hervorragend Klavier und Akkordeon. Irgendwann beherrschten wir unsere Instrumente so gut, dass wir uns auf die öffentlichen Bühnen wagen konnten. Zusammen mit seinem Bruder Ekkart, einem erstklassigen Cellospieler, führten wir im Comenius-Saal des Herborner Rathauses neben anderen klassischen Meisterwerken das Pianotrio von Mozart auf. Dann entdeckten wir die damals in Deutschland noch unbekannten Spirituals aus den USA und waren so begeistert, dass wir sie auch unseren Klassenkameraden beibrachten. Wenn sie eine gewisse Vorführungsreife erlangt hatten, »tingelten« wir über die Dörfer, traten bei Chorwettbewerben auf und errangen so manchen Preis. Unter unseren Trophäen fand sich einmal ein 50-Liter-Bierfass, das die Brauerei auf unsere Bitte hin auf den Schulhof unseres Gymnasiums in Dillenburg brachte. Als die Lehrer endlich Wind davon bekamen, hatten wir – freigiebig wie wir waren – den größten Teil bereits ausgeschenkt. Die Strafe, die dieser Aktion auf den Fuß folgte, konnte den Jux, den wir gehabt hatten, nicht ansatzweise schmälern! Genauso wenig störten uns die Anwohner, die ihre Fäuste schüttelten, wenn wir uns abends wechselseitig nach Hause begleiteten und dabei alle Gaslaternen am Wegesrand löschten, nur um sie auf dem Rückweg wieder anzumachen. Ja, mit Dieter konnte man Pferde stehlen.

So wie auch mit meinem Lieblingscousin Ekkehart, der einerseits gern den Klassenclown spielte, andererseits als passionierter Leser umfangreicher Geschichtsbücher bereits im jugendlichen Alter einen weiten Bildungshorizont erworben hatte. Mit ihm zusammen trampte ich durch das verregnete, aber ungeheuer gastfreie England. Trotz unserer rudimentären Englischkenntnisse sammelten wir viele prägende Eindrücke. Immerhin gelang es uns, bis nach Schottland vorzustoßen, was auch diverse Pannen nicht verhindern konnten. Pannen wie die, die wir in Liverpool hatten, wo wir spätabends aus einem Fischlaster kletterten, um unser Nachtlager aufzuschlagen. Ehe er im Dunkel der Nacht und hinter schier undurchdringlichen Regenschwaden verschwand, meinte der Fahrer noch: »Na, ist doch perfekt, hier könnt ihr euer Zelt aufschlagen.« Womit er recht zu haben schien, denn gleich hinter einem niedrigen Zäunchen fanden wir ein ebenes, von zartem Gras bewachsenes Plätzchen, in das wir unsere Heringe einschlugen. Keine zehn Minuten später waren wir nach einem anstrengenden Tag auf der Landstraße selig entschlummert. Weniger behaglich gestaltete sich der nächste Morgen, als unsere süßen Träume durch hektische Schläge auf unser Zeltdach unsanft beendet wurden. Rings um uns herum spielten sich offensichtlich tumultartige Szenen ab. Als wir schlaftrunken ins Freie krochen, wurden wir fast erschlagen von einer Schar wütender Knickerbockerträger, die uns mithilfe ihrer schwersten Golfschläger derartig motivierten, dass wir keine fünf Minuten brauchten, um das heilige »Green« ihres »lovely 18-hole golf course« zu räumen.

Ungefähr zur gleichen Zeit lernte ich Gerd Nagel kennen. Mit ihm teile ich nicht nur das gleiche Geburtsdatum, sondern auch ein tiefes Verständnis, was unser Denken, Fühlen und Glauben angeht. Ich traf ihn das erste Mal 1957 bei einer Tagung der Hessischen Schüler Mitverwaltung. Es war tiefer Winter, als sich mehrere Dutzend Klassensprecher in Bad Schwalbach trafen. Wir hatten uns nach einem gemütlichen Kaminabend und dem einen oder anderen Glas Wein zu einem Spaziergang verabredet und erklommen gerade im knietiefen Schnee einen ungewöhnlich runden Buckel, als es plötzlich unter unseren Füßen krachte und splitterte und wir uns eine Sekunde später zwischen grünen Tomatenstauden auf dem Boden eines feuchtwarmen Gewächshauses wiederfanden. Eine weitere Sekunde starrten wir uns verdattert an, dann schüttelten wir uns mit einem fröhlichen »Ich bin der Gerd!« – »Ich bin der Volker!« die Hände. Ein schicksalsträchtiger Augenblick, in dem eine lebenslange Freundschaft begann.

Doch es waren nicht nur fröhliche Abenteuer, die wir erlebten. Es gab auch das eine oder andere Schwere und ich musste lernen, es zu tragen. Wie zum Beispiel den Tod meines kleinen Bruders Burkart, der mit dem Downsyndrom zur Welt gekommen war. Er wurde kurz vor meinem Abitur geboren und lebte gerade mal ein Jahr. Mir wird der Augenblick unvergesslich bleiben, als Winfried und ich, die beiden großen Brüder, den kleinen Körper aufhoben, der nicht mehr als eine Feder wog, und in seinen kleinen, gepolsterten Sarg legten. Dann schnitt ich ein paar seiner schönen, zarten Locken ab, heftete sie später in ein Album und schrieb daneben ein Gedicht, das den Gedanken nachspürte, die wohl in einem so kleinen, engelhaften Kopf gedacht worden waren.

Burkart, Du Geschenk des Himmels,
einem Engel gleich;
Deine Augen künden eine Botschaft –
ich möchte sie lesen,
kenne aber nicht das Alphabet der Engel,
das nur Du kannst deuten
als Bote des Himmels,
mein kleiner Bruder,
so zart und schön.
Warum verlässt Du uns wieder,
bevor wir erkannten Deine Botschaft,
und lässt uns zurück in Tränen und Trauer?

Aufbruch ins Studium

Während ich gegen Ende der 50er-Jahre in Glaubensdingen immer unsicherer wurde, machte ich in anderen Bereichen zwei erfreuliche Fortschritte.

Zum einen gelang es mir, das Herz der bezaubernden Annegret zu erobern. Sie wurde meine erste Freundin. Auch wenn diese schüchterne erste Liebe nicht von langer Dauer war, hinterließ sie doch dauerhafte Spuren. Und zwar in der Familie meiner mittlerweile verheirateten Schwester Ortrud, die im Jahr 1958 einem kleinen Mädchen das Leben geschenkt hatte. Ich aber versagte jämmerlich in meiner Rolle als stolzer Onkel. Da mir auf dem Standesamt partout nicht einfallen wollte, wie die Kleine heißen sollte, ließ ich kurzerhand den Namen meiner Freundin ins Register eintragen. *Was liegt näher?*, muss ich mir wohl gedacht haben. Wenigstens war es möglich, der »Annegret« nachträglich eine »Gabriele« hinzuzufügen.

Zum andern legte ich im gleichen Jahr das Abitur ab, und zwar am 28. Februar 1958, meinem 20. Geburtstag. Und das mit einer Note von 2,1, was damals als sehr gute Zensur galt.

Einer vielversprechenden Berufsausbildung stand nun nichts mehr im Wege. Doch welcher Beruf sollte es werden?

Ein Leben als Lehrer war in meinen Augen durchaus reizvoll, etwa im Bereich Sport, Musik oder Deutsch. Auch Latein und Altgriechisch machten mir Spaß. Dennoch hatten diese Überlegungen letzten Endes keine Chance gegen die Option »Arzt«. Lag es an meiner frühen Berührung mit der Welt der Medizin, an den Gesprächen am Abendbrottisch, die sich nicht selten um das menschliche Leid, den Wunsch zu helfen oder das Scheitern und seine Konsequenzen drehten? Lag es daran, dass ich für meine Mitschüler der »kleine Arzt« war, den man mit seinen Wehwehchen konsultierte? Waren es die medizinischen Gene von Großmutter Martha? Immerhin hatte sie sieben Kinder, von denen zwei den Arztberuf ergriffen, und 34 Enkel, aus deren Schar elf Ärzte hervorgingen, und weitere zehn, die in medizinischen Berufen tätig waren. Oder war es das Beispiel meines Vaters? Vielleicht war es auch der Impuls, meiner karitativen Neigung nachzukommen und Menschen in Not zu helfen? Oder war meine angeborene Neugierde daran schuld, dass mich der Wunsch beseelte, hinter das Wunderwerk Mensch mit seinen intakten und morbiden Funktionen zu blicken und vielleicht sogar als kleines Rädchen am großen Uhrwerk der Wissenschaft zu drehen, um sensationellerweise etwas zu finden, was andere noch nicht entdeckt hatten?

Wahrscheinlich war es von allem etwas, eine Synthese dieser Beweggründe, weniger das Wissen um eine tiefe, innere Berufung. Es war Neigung und Neugier.

Die Frage, an welcher Universität ich studieren sollte, war schnell geklärt. Da ich die ersten Semester möglichst in der Nähe meines Heimatortes verbringen wollte, kamen eigentlich nur Gießen und Marburg infrage. Von Herborn nach Gießen fuhr man damals eine knappe Dreiviertelstunde, nach Marburg etwas länger. Nun stand aber Gießen in dem Ruf, in seinen Mauern ausgesprochen strebsame Studenten zu beherbergen, denen der Sinn danach stand, so schnell wie möglich einen akademischen Abschluss zu machen. Marburg dagegen galt als romantisches, verträumtes Studentenstädtchen, das über seine urigen Kneipen hinaus zahlreiche Attraktionen für die Zeit zwischen den Vorlesungen bot. Als dann auch noch feststand, dass sich sowohl Paulchen Brockhaus, einer meiner zahlreichen Cousins, als auch Gerd Nagel, mit dem mich seit einem Jahr eine dicke Freundschaft verband, an der Marburger Uni immatrikuliert hatten, fiel mir die Wahl nicht mehr schwer. In der Wohnung einer reizenden älteren Dame bezog ich als Untermieter eine kleine Studentenbude. Da meine finanziellen Mittel eng begrenzt waren, arbeitete ich in den Semesterferien auf dem Bau und rundete damit die Geldsumme etwas auf, die mir mein Vater gab und die er vor dem Rest der großen Familie verantworten konnte. Ich engagierte mich in der Evangelischen Studentengemeinde und ließ meine Geige im Universitätsorchester erklingen, das damals noch von dem legendären Professor Utz geleitet wurde. Utz galt als der Prototyp des zerstreuten Professors. Er war ein Unikum, trug einen Haarkranz, der an Charly Rivel, den Clown, erinnerte, und erschien zu seinen Orchesterproben häufig in Begleitung seines riesigen Dobermanns. Unter seiner Leitung brachten wir in Marburg und Umgebung herrliche Musikstücke zur Aufführung, unter anderem »Ein deutsches Requiem« von Brahms oder die h-Moll-Messe von Bach. Einen Numerus clausus gab es noch nicht, obwohl die Hörsäle in den Fächern Anatomie, Physik, Chemie, Botanik und Zoologie so stark frequentiert wurden, dass man gut beraten war, wenn man sich eine Stunde vor Vorlesungsbeginn einen Platz reservierte.

Deutlich mehr Raum zur Entfaltung bot das Haus von Tante Anni Benninghoff, einer nahen Verwandten von Gerd. Was dort als nächtelange, wilde Diskussionen unter Kommilitonen seinen Anfang nahm, mündete irgendwann in ernst zu nehmende rhetorische Wettbewerbe, deren Teilnehmer nicht selten ein erstaunliches Niveau erreichten und für ihren Einsatz schließlich mit dem einen oder anderen Gläschen Eierlikör belohnt wurden.

Auf der Suche

Heute erinnere ich mich an meine Studienzeit als eine der schönsten Episoden meines Lebens. Außerhalb unseres vielköpfigen Familienverbandes erstmals auf mich selbst gestellt zu sein, forderte mich existenziell heraus, schenkte mir aber auch ein bis dahin nie gekanntes, herrliches Gefühl der Freiheit. Immerhin waren es fast 50 Kilometer, die mich von Herborn trennten, von der Enge und der Schwere, die das Leben in unserer Gemeinde prägten und mir den Glauben zur Last statt zum Segen machten. Doch einfach nur zu brechen mit der Art, wie dort Glaube verstanden und gelebt wurde, war mir zu wenig. Die Fragen, die mich schon in den Gesprächen mit meinem Freund Dieter umgetrieben hatten, brannten mir weiterhin auf der Seele. Mein Glaube brauchte also dringend eine neue Heimat. Aber wo war die zu finden?

Paul Gerhard Brockhaus, mein Cousin, wusste Rat, war doch sein Onkel Walter ein führendes Mitglied der MRA. MRA stand für »Moral Re-Armament« und wurde in Deutschland »Moralische Aufrüstung« genannt. Diese international tätige Organisation war bereits 1938 von Frank Buchman, einem US-Amerikaner, gegründet worden. Der weitgehend blutige Verlauf der Weltgeschichte hatte dem lutherischen Pfarrer zu der Erkenntnis verholfen, dass nicht eine radikale Änderung der menschlichen Umwelt nötig sei, sondern die grundlegende Änderung der menschlichen Natur. Buchman war überzeugt, dass weder die kommunistische noch die nationalsozialistische Revolution das schaffen würden, was eine Revolution im Herzen der Menschen bewerkstelligen könnte. Ausgehend von diesem biblisch inspirierten Gedanken initiierte Buchman spektakulär erfolgreich eine weltumspannende Bewegung, deren Hauptsitz er mithilfe wohlhabender Gönner im »Caux Palace« einrichtete, einem mondänen Luxushotel hoch über dem Genfer See. Im Sinne der Aussöhnung und Vertrauensbildung organisierten seine »Jünger« dort Jahr für Jahr Sommerkonferenzen mit Tausenden mehr oder weniger illustren Teilnehmern. Dort trafen sich nun Kommunisten und ehemalige Angehörige der Waffen-SS, Wirtschaftsbosse und Gewerkschaftsfunktionäre, Politiker und Potentaten, Schwarze und Weiße, um einander die Sünden der Vergangenheit zu beichten und »zu einer glücklichen Familie« zu werden, wie es *Der Spiegel* damals ausdrückte. Diesen Prozess der Läuterung versuchten die Mitarbeiter Buchmans – »Fulltimer« genannt – in Gang zu setzen, indem sie die Gäste auf die Befolgung der »vier Absoluten« verpflichteten: absolute Wahrhaftigkeit, absolute Selbstlosigkeit, absolute Reinheit und absolute Liebe. Befolgte man sie, war man auf dem besten Weg, den »Change«, die grundlegende Änderung des eigenen Lebens, zu vollziehen.

War das nicht genau das, was ich mir unter einem gelebten Glauben vorstellte?

Ich war begeistert von Buchmans Ideen, packte meinen Koffer und trampte in die Schweiz, um meine ersten Semesterferien in Caux zu verbringen. Ob es an der herrlichen Alpenlandschaft oberhalb des Genfer Sees lag oder an der Herzlichkeit, mit der man dort jeden Gast empfing – ich atmete erst mal auf. Die geradezu surreale Atmosphäre, die in diesen noblen Mauern herrschte, beeindruckte mich zutiefst. Meine Faszination wuchs bis ins Unendliche, als ich mich in der riesigen Küche im Keller des bombastischen Hotels wiederfand und mit einem indischen Minister und dem nigerianischen Präsidenten zusammen den Abwasch erledigte. Dann aber erhielt sie einen entscheidenden Dämpfer, als man mich nach getaner Arbeit zur »Stillen Zeit« mit den »Fulltimern« zitierte. Natürlich hatte man die verstohlenen Blicke registriert, die ich in der Spülküche einer hübschen jungen Amerikanerin zugeworfen hatte. Weil ich aber damit gegen das dritte Absolutum, die »absolute Reinheit« verstoßen hatte, war nun Buße angesagt. Mein Aufpasser wies mir nach, dass ich noch nicht den inneren »Change« vollzogen hatte, und nötigte mir das Versprechen ab, mich zu bessern und nur noch auf die Führung Gottes zu hören.

Diese Art von Druck kam mir auf einmal bekannt vor und mir wurde klar, dass es bei der MRA zuging wie in einer Sekte. Man war fasziniert und verlor seine Freiheit. Abgestoßen von der penetranten Überwachung und dem Absolutheitsanspruch der »Fulltimer«, die einem permanent alle möglichen Verstöße nachzuweisen versuchten, raffte ich meine Siebensachen zusammen und empfahl mich. Das war nichts für mich. Und auch nichts für einen anderen Interessierten, meinen späteren Seelsorger Arthur Richter. Auch er ging zu dieser Zeit auf Abstand, übernahm aber die biblisch begründeten Aspekte aus Buchmans Theorie und schuf auf dieser Grundlage die Institution des »Marburger Kreises«. In dieser segensreichen, überkonfessionellen Gruppierung fand ich Jahre später meine geistliche Heimat, nachdem ich lange Zeit als »verlorener Sohn« in der Fremde zugebracht hatte. Doch dazu an anderer Stelle mehr.

Ja, es war bedauerlich. Obwohl Buchman mit einer fundamental christlichen Botschaft begonnen hatte – »Gott spricht zu jedem Menschen, wenn der nur hört« –, mutierte seine Idee später zu einer Ideologie der Weltverbesserung, die unter dem Einfluss erzkonservativer Kreise in den USA zunehmend aggressiv antikommunistische Züge entwickelte.

Zurück im damals noch etwas biederen Hessen widmete ich mich wieder diesseitigeren Themen, nämlich den medizinischen. Keine zwei Jahre später legte ich zusammen mit Gerd Nagel und Paul Gerhard Brockhaus das Physikum ab, die Zwischenprüfung im Rahmen meines Studiums. Ein erster wichtiger Schritt war geschafft und ich stand nun vor der Frage, ob es nicht reizvoller wäre, mein Studium in einer Stadt fortzusetzen, die etwas mehr Anregungen bot als das beschauliche Marburg. Anregungen jeglicher Art. Immerhin waren soeben die Sechzigerjahre angebrochen, die man später nicht ohne Grund die »Swinging Sixties« nannte.

Bei meiner Wahl mussten zwei Faktoren berücksichtigt werden. Einerseits hatte ich den humanistischen Zweig des Dillenburger Gymnasiums besucht und meine Kenntnisse lebender

Sprachen waren dementsprechend überschaubar. Es kam also eher eine Stadt im deutschsprachigen Raum infrage. Andererseits war da meine Liebe zur Musik, die nach einem Ort mit einem reichen kulturellen Angebot verlangte. Meine Suche dauerte nicht lange. Was lag näher, als Wien zu wählen, die Metropole der klassischen Musik?

Wieder packte ich meinen Koffer und wieder ging es in den Süden. Diesmal war mein Ziel die Rudolphina.

Wiener Walzer

Es zog mich also zusammen mit Gerd und drei weiteren Kommilitonen in die österreichische Hauptstadt, damals das Sehnsuchtsziel vieler Studenten. Sie hatte aber auch eine Menge zu bieten: Opern, Theater, Bälle, Romantik und dazu noch eine jahrhundertealte, berühmte Universität, unter deren Hochschullehrern noch einige legendäre Namen zu finden waren, auch wenn der Ruhm des Hauses langsam verblasste.

Ich war kaum aus dem Zug gestiegen, da wurde ich schon überwältigt von dem Charme, den die Metropole der ehemaligen Donaumonarchie bis heute verströmt. Am Abend des ersten Tages war mir bereits geläufig, wo ich Staatsoper, Burgtheater, Musikverein, Beethovenmuseum und Konzerthaus finden würde. Ungleich länger brauchte ich, um im Laufe der Wochen herauszufinden, wo die verschiedenen Vorlesungen stattfanden. Kein Wunder, denn die Abende, die ich in einem der vielen Theater auf einem Stehplatz verbrachte, für den ich drei Stunden angestanden und 5 Schilling berappt hatte, waren sehr viel aufregender.

Meinen ursprünglichen Plan, nur ein Semester lang in Wien zu studieren, verwarf ich bald, denn der Sommer des Jahres 1961 war einfach unbeschreiblich schön. Kaum hatte ich mich eingelebt, da spielte ich auch schon in zwei Quartetts mit und leitete einen Studentenchor. Das gemeinsame Singen und die Fahrten in die malerische Wachau und an den Neusiedler See, wo wir bei Bauern im Heustadel übernachteten und dafür sonntags in der Kirche sangen – diese Erlebnisse hinterließen so tiefe Spuren in meiner Seele, dass ich ein weiteres Semester dranhängte. Und so kam es, dass ich unversehens in die rauschenden Bälle der Wintermonate hineintaumelte – im wahrsten Sinne des Wortes! Die Namen der Festivitäten waren uns einerlei. Ob es der Medizinerball, der Juristenball, der Musikvereinsball oder der Kaninchenzüchterball war – in den schönsten Palais am Ring wurde von November bis März fast jeden zweiten Abend das Tanzbein geschwungen. Nur der berühmte Opernball lag außerhalb unserer Möglichkeiten. Das störte uns aber nicht, wir genossen einfach die Freiheit und die unvergleichlichen Klänge der Strauß-Walzer, die wir bald perfekt aufs Parkett zauberten, sowohl mit Links- als auch mit Rechtsdrehung.

Für die Eintrittskarten gingen die wenigen Groschen drauf, die ich mir bei einer reichen Patrizierfamilie sauer verdient hatte, indem ich dem unendlich faulen und minderbegabten Spross des Hauses Nachhilfeunterricht gab. Mein Budget ließ abgesehen von ein paar ausgreifenden Tanzschritten keine größeren Sprünge zu. Von meinen Eltern bekam ich 100 DM Kostgeld. Sie bezahlten auch die Miete, die in Wien damals etwa 700 österreichische Schilling für ein kleines Kämmerlein betrug. Ein Kämmerlein, in dem durchweg eisige Temperaturen herrschten, weil das sowohl dem Parkett als auch dem Flügel besser bekam, der in einer Ecke stand, aber nicht bespielt werden durfte. Nicht selten war ich gezwungen, meine Tage außer Haus zu verbringen. Oder zu schlafen …

Doch Wien hatte gerade im Winter noch mehr zu bieten, und das war die Nähe der Stadt zu den Bergen. Keine Frage, dass wir von der Möglichkeit, die damals noch wenig frequentierten Pisten hinunterzuwedeln, reichlich Gebrauch machten. Unsere Expeditionen führten uns zum nahen Semmering, aber auch weit in die Alpen hinein, bis nach Kitzbühel oder gar Innsbruck. Unsere Touren machten uns einen Riesenspaß – bis auf eine, deren Verlauf mir viel zu denken gab.

Sie führte uns zu einer einsamen Hütte in 2000 Metern Höhe. Nachdem wir zwei Stunden lang unseren Proviant für eine Woche, unsere Skier und unsere vollgepackten Rucksäcke durch den Tiefschnee geschleppt hatten, machte Rainer, einer meiner Freunde, schlapp. Und während er blau anlief und ihm kalter Schweiß über die Stirn rann, merkte er zum ersten Mal, dass er einen schweren Herzfehler hatte, der ihm im weiteren, eher traurigen Verlauf seines Lebens noch viel Kummer machen sollte. Es war sein Beispiel, aber auch die durch die Enge der Hütte bedingte Konfrontation mit den Schrullen meiner Reisegefährten, die mir deutlich vor Augen führten, wie gesegnet ich war: gesund, stark, fröhlich und gelassen.

Ein Mensch, der mich eher inspirierte und mein Weltbild in dieser Zeit prägte, war Antje Schacht, die ich in der Studentengemeinde kennenlernte. Mit der Germanistikstudentin aus Stade blieb ich viele Jahre befreundet. Sie führte mich über den Dunstkreis der Medizin hinaus in die Weite und Schönheit der belletristischen und lyrischen Literatur, die meinen Horizont erweiterte und unsere romantische, aber immer noch rein platonische Liebe in ein bezauberndes Licht tauchte.

Das Medizinstudium dagegen lief auf Sparflamme, denn das kulturelle Angebot und die anstrengenden nächtlichen Diskussionsrunden ließen nur wenig Raum für den Besuch allzu vieler Vorlesungen. Eine Ausnahme machten die Fächer »Gynäkologie« und »Neuropsychiatrie«, da sie erst am späten Vormittag begannen. Und schafften wir es mal, rechtzeitig im Hörsaal Platz zu nehmen, war ich nicht selten überrascht, dass gerade die Vertreter des alten akademischen Stils, die Koryphäen, die ihre Botschaften wie in Stein gehauene Wahrheiten verkündeten und keinen Widerspruch duldeten, durchaus in der Lage waren, ausgesprochen lebendige Vorträge zu halten.

Trotz aller kulturellen Verlockungen reichte mein Lerneifer so weit aus, dass ich am Ende des Jahres immerhin 16 Scheine vorweisen konnte, die damals gebräuchliche Bezeichnung für eine erfolgreich absolvierte Lehrveranstaltung. Ein Schein fehlte mir allerdings in meiner Dokumentensammlung, und das war der für den »Zangenkurs« in der Gynäkologie. War es tollkühn? War es närrisch? Jedenfalls waren meine Vorkenntnisse eher bescheiden, als ich zur Prüfung bei dem altehrwürdigen Professor Antoine erschien und prompt an der Aufgabe scheiterte, den Puppenkopf aus der Attrappe zu ziehen, weil ich keine Ahnung hatte, wie man die vertrackte Geburtszange zusammenfügt. Der ansonsten so vornehme Professor verlor angesichts meiner Ignoranz völlig die Contenance, belegte mich mit unflätigen Beschimpfungen und warf mich hinaus. Auch wenn diese Episode einen Rückschlag darstellt, fällt sie gegenüber der Flut von wunderbaren Bildern, die ich mit meiner Zeit in Österreich verbinde, kaum ins Gewicht.

Speedy

Während meiner Zeit in Wien lernte ich Speedy kennen, einen Kommilitonen, mit dem mich bald eine so herzliche Freundschaft verband, dass ich ihm hier ein kleines Denkmal setzen möchte.

Speedy – mit bürgerlichem Namen Rolf Zeitz – traf ich das erste Mal im Chor der Evangelischen Studentengemeinde. Er war ein ganz besonderer Mensch, ein Philosoph und Christ, tiefgründig und tiefgläubig. Als begnadeter Pianist konnte er die Welt um sich herum vergessen, wenn er stundenlang am Flügel saß und leise vor sich hin summend herrliche Melodien hervorzauberte. Er wurde mir der musikalische Freund, mit dem ich stundenlang gemeinsam musizierte, in ihm fand ich einen fröhlichen Reisegefährten, mit dem ich lustige und spannende Reisen durch Jugoslawien, Griechenland, Afrika und andere Länder dieser Erde machte.

Eigentlich hätte Rolf 100 Jahre früher auf diese Welt kommen sollen. Er besaß keinen Führerschein und benutzte zeit seines Lebens keinen Computer. Kommunikation per E-Mail war ihm fremd; wer ihn erreichen wollte, musste ihn besuchen, anrufen oder wenigstens einen Brief schreiben. Speedy konnte sich an den kleinen Dingen des Lebens erfreuen und neugierig wie ein Kind die Welt erobern, staunend und fröhlich. Ihm war es wie keinem anderen gegeben, gefährliche Situationen zu entschärfen, verstockte Zeitgenossen aufzuschließen, Leid zu erfühlen und bedrückte Menschen aufzufangen. Er schätzte niemanden gering und gab als Lehrer in einer Frankfurter Schule für beeinträchtigte Menschen den Schwächsten der Schwachen Bedeutung und Würde zurück.

Speedy hielt sich unabhängig von Konsum und modernem Schnickschnack, wie er es nannte, und blieb dieser romantisch anmutenden, manchmal fast anachronistischen Daseinsgestaltung bis zu seinem Tod im Jahr 2019 treu. Kein anderer Mensch, den ich kenne, erfüllte so allumfassend das Wort Jesu: »Wenn ihr nicht werdet wie die Kinder, werdet ihr nicht in das Himmelreich hineinkommen.«

Rolf Zeitz wurde für mich wie ein Zwillingsbruder, ein wichtiger Begleiter, der mitfühlte, mitdachte und mitlachte. Sein ansteckender Humor und seine wohltuende Anteilnahme machten ihn zu einem gern gesehenen Zeitgenossen. In den sechzig Jahren, die unsere Freundschaft dauerte, gehörte er quasi zur Familie, war präsent auf allen unseren Festen.

In Gisela fand er seine liebenswerte, ihm in einer fast symbiotischen Weise verbundene Partnerin, die ihn auch bei der Alpenüberquerung begleitete – natürlich auf dem geliebten Fahrrad. Eine Fahrradtour war auch die letzte gemeinsame Unternehmung der beiden. Gisela erlitt einen Herzinfarkt und fiel neben Rolf vom Rad in einen Graben. Er überwand dieses Trauma nie mehr, zog sich in seine Wohnung zurück, saß an seinem Klavier und wurde wieder eins mit seiner Gisela in seiner geliebten Musik. Drei Jahre später starb auch er, wahrscheinlich an einer Sepsis, nachdem er tagelang fiebernd in seiner Wohnung gelegen hatte und durch Zufall von einer Nachbarin gefunden wurde. Er war noch kurze Zeit auf der Intensivstation und folgte dann, wie er mir selbst noch zuflüsterte, seiner Gisela ins Himmelreich.

Freiburger Früchte

In meiner Erinnerung steht das Jahr in Wien für Musik, Tanz, Lebenslust und eine bis dato nie gekannte Unbeschwertheit des Seins. Und doch – obwohl ein Sommer und ein Winter wie im Fluge vergangen waren, zog es mich im Frühjahr 1962 zurück in die Heimat. Ich beschloss, mein Studium in Freiburg fortzusetzen. Einerseits wurde an der dortigen Albrecht-Ludwigs-Universität eine hervorragende Medizin gelehrt, andererseits bestach die südlichste Großstadt Deutschlands durch ihre himmlische Lage. Der Garten Eden kann nicht viel schöner gewesen sein als diese Region, eingebettet ins Rheintal, am Fuße des Schwarzwalds zwischen Schweiz und Frankreich gelegen und einen Steinwurf weit vom Kaiserstuhl entfernt, wo in kleinen, verwunschenen Straußwirtschaften ein hervorragender Wein ausgeschenkt wird und das Obst viel früher als im Rest des Landes reift. Erst kommen die Erdbeeren, dann die Kirschen und dann der Wein. Und dazwischen sprießt der Spargel. Nicht zu vergessen die Kunst- und die Architekturschätze im nahen Colmar, Straßburg und Basel.

Kaum angekommen in der Hauptstadt des Breisgaus, lernte ich Ulf Schacht kennen. Er saß in einer Vorlesung neben mir und pumpte mir eine Mark für ein Telefonat mit Antje Schacht, seiner Namensvetterin und meiner Muse. Wir schlossen so schnell Freundschaft, dass wir uns schon bald ein kleines Gartenhäuschen bei einem Schustermeister namens Dirrler teilten. Die großzügig ausgebaute Laube war einfach, bot aber viel Platz. Den brauchten wir dringend, denn auch in Freiburg verstanden die Studenten zu leben, auch in Freiburg legte man eine flotte Sohle aufs Parkett. Es dauerte nicht lange und neben allerlei Kommilitonen gingen auch die »Streichelmäuse« bei uns aus und ein, ein Kreis junger Damen, die eine Ausbildung als Heilgymnastikerinnen machten. Natürlich suchte ich mir wieder ein Quartett und schloss mich einem Chor an. Wir sangen aus Herzenslust, durchwanderten den Schwarzwald unter der Führung von Schustermeister Dirrler, der als alemannischer Wandervogel jeden Weg und Steg kannte, und trampten regelmäßig nach Frankreich.

Auch der Wintersport, der mir schon in Österreich so viel Spaß gemacht hatte, kam nicht zu kurz. In der kalten Jahreszeit trampten wir in die Schweiz, die ja nun vor unserer Haustür lag. Wir schlugen uns über Basel, Luzern und den Brünigpass bis in die Mitte des Landes durch, ins Berner Oberland. In dem Dörfchen Reuti, das zwischen Luzern und Interlaken und unweit des Reichenbachfalls liegt, in dem bekanntermaßen Sherlock Holmes sein dramatisches Ende fand, bewohnten wir auf dem Hasliberg ein altehrwürdiges Chalet. Schon bei unserem ersten Urlaub dort verfiel ich der märchenhaften Szenerie, die sich uns bot, der faszinierenden Welt der Hochalpen. Kein Wunder, dass ich mich schon bald mit Feuereifer der Kunst des Jodelns widmete. Was liegt näher in einem Land, in dem die Ortschaften Grindelwald oder Schattenhalb, die Weiler Wyssenflüö, die Almwiesen Chälrütirank, die Gewässer Oltschibach oder Laui Lungern und die Berge Chingstuel, Tschings oder Güpfi heißen? Je besser ich den blitzschnellen Wechsel zwischen Kopf- und Bruststimme beherrschte, desto mehr spürte ich das Hochgefühl, das diese urige Gesangsweise ohne Worte ihrem Sänger bereitet. Sie begleitete mich durch so manche Glücksmomente meines Lebens. Wenn mir etwas richtig gut gelungen war und ich das Gefühl hatte, einen besonderen Segensmoment erlebt zu haben, dann machte ich meiner Freude in einem spontanen Jodler Luft. Und Gott sei Dank gab es immer wieder Anlass dazu …

Freiburg war aber nicht nur die Basis für Ausflüge in den Süden. Per Autostopp ging es zusammen mit Ulf und Margret, einer Freundin, bis nach Schweden. Auch meine Schwester Heidi, die mich damals in Freiburg besuchte, schloss sich unserer Truppe an. Da wir alle vier Musik im Blut hatten, nutzten wir jede Gelegenheit, um ein Lied nach dem anderen anzustimmen. Vier junge Deutsche mit Gold in der Kehle und der Klampfe in der Hand auf Tour durch Skandinavien – das fiel damals noch auf. So war es nur eine Frage der Zeit, bis man uns »entdeckte« und bei der Wahl zur »Miss Skandinavien« im Stadion von Falkenberg als musikalische Attraktion einbaute. »Kar Air«, die finnische Fluglinie, die als Hauptsponsor der Veranstaltung firmierte, taufte uns kurzerhand auf den Namen »Kar-Air-Band« und gewährte uns als Gage einen Freiflug von Göteborg nach Helsinki. So landeten wir irgendwann im Herzen Finnlands, in Viitasaari. Dort lernten wir einen Bauern kennen, der uns sein Ferienhäuschen mit Sauna zur Verfügung stellte, das auf einer winzigen Insel mitten in der Ostsee lag. Wir ernährten uns von Blaubeeren und Fischen und verlebten unvergessliche Tage fernab jeglicher Zivilisation. Es war herrlich.

Einstieg in die Wissenschaft

Zurück in Freiburg vertiefte ich mich wieder so intensiv in meine Nebenbeschäftigungen, dass ich zunächst nur am Rande mitbekam, wie meine Kommilitonen nur noch über ein Thema sprachen – ihre Doktorarbeit. Doktorarbeit? Tatsächlich hatte ich mitbekommen, dass es einzig und allein uns Medizinstudenten gestattet war, bereits vor Abschluss des Studiums mit einer Dissertation zu beginnen. Wie stand es also um meine? Wichtiger noch – wie macht man das überhaupt? Da ich keine Ahnung hatte, mir aber auch keine Blöße geben wollte, ging ich zum Pförtner der Universitäts-Kinderklinik und fragte: »Sagen Sie mal, wo kriegt man denn hier 'ne Doktorarbeit?« Kurzes Nachdenken, dann stellte der Mann einen erstaunlichen Überblick unter Beweis. »Gehen Sie doch mal zum Luthardt, der gibt immer Doktorarbeiten raus.«

Gesagt, getan. Ich suchte den Genannten auf, stellte mich vor und hatte kurz darauf einen Doktorvater gewonnen. Professor Theodor Luthardt war Kinderarzt und Virologe. Er setzte für seine Forschungsarbeit sowohl Affenzellen als auch menschliche Krebszellen ein, die sogenannten »Hela«-Zellen, die von einer Frau namens Helene Lang stammten. Das waren besondere Krebszellen, weil mit ihnen die für Forschungszwecke so wichtige Vermehrung in vitro – also zum Beispiel in einem Reagenzglas außerhalb des Organismus – zum ersten Mal geglückt war. Unter Luthardts Anleitung machte ich mich an meine Doktorarbeit, der ich den Titel gab: »Galaktoseverwertung in Hela- und Affennierenzellkulturen unter aeroben Bedingungen.« Ziel der Untersuchungen war zu prüfen, wie sich tierische und menschliche Zellen außerhalb des Organsystems unter verschiedenen Ernährungsbedingungen unter Sauerstoffzufuhr verhalten.

Auch wenn das kein weltbewegendes Thema war, so stellte es für mich doch den Einstieg in eine Wissenschaft dar, die mich unendlich faszinierte und in mir den Wunsch weckte, tiefer einzudringen in die molekularen und biochemischen Hintergründe von Krankheitsprozessen, deren Erscheinungsbild wir zwar beschreiben und deren Symptome wir behandeln konnten, deren Ursache wir aber noch nicht kannten.

Ich musste mithilfe des sogenannten »Warburg-Apparates« Messungen anstellen, Tag und Nacht, rund um die Uhr. Natürlich ließ die Langeweile nicht lange auf sich warten. Dem aber wusste ich Abhilfe zu schaffen, indem ich kurzerhand mein Quartett ins Labor einbestellte. Während »Warburg« also unermüdlich vor sich hin summte, übten wir im Nebenzimmer Mozarts Streichquartette.

Doch nicht nur der Warburg-Apparat hielt mich auf Trab. Die Doktorarbeit gab mir reichlich Gelegenheit, mich in die diffizile In-vitro-Technik einzuarbeiten, in das Züchten und Vermehren von Gewebekulturen in einem Reagenzglas oder einer Petrischale. Als junger Doktorand hatte ich keine Ahnung, wie wichtig diese Technik für mich noch werden sollte. Sie war die Grundlage, auf der mir Jahre später die weltweit erstmalige Züchtung einer Hodgkin-Krebszelle gelang.

Ich hatte also alle Hände voll damit zu tun, meinen Pflichten als Student nachzukommen und parallel dazu an meiner Dissertation zu arbeiten, während wir so manche Nacht in unserem Gartenhäuschen durchdiskutierten. Immerhin lernten wir dabei, für unsere Überzeugungen einzustehen und doch die Meinung der anderen zu akzeptieren. Auch wenn wir uns nicht politisch engagierten, hatten wir doch unsere Probleme mit der Wiederbewaffnung, der blühenden Atomindustrie und den Unwägbarkeiten des Kalten Krieges. Wir waren die Nachkriegsgeneration, die froh war, den Bombenterror, den Hunger und die schlimme Armut überstanden zu haben. Umso mehr genossen wir die Freiheit und die relative Bedürfnislosigkeit des damaligen Studentenlebens. Ich erinnere mich, dass wir den Bäcker nach

»antiquarischen« Brötchen fragten und den Metzger nach alten Wurstzipfeln, die er bereits aus der Verkaufstheke genommen hatte. Wir bekamen sie und wurden auch satt! Ja, das Leben war einfacher und die Zwänge, die das schulisch organisierte Medizinstudium von heute mit sich bringt, kannten wir noch nicht.

Examen

Irgendwann lief mir dann Kerstin über den Weg, ein zauberhaftes Mädchen, in das ich mich unsterblich verliebte. »Die oder keine!«, schwor ich mir und schmiedete eifrig Heiratspläne. Bald nach dem Examen sollten die Hochzeitsglocken läuten.

Und das legte ich im Jahr 1963 ab. Der Marathon von 25 Prüfungen zog sich von April bis November und wurde nur dadurch erträglich, dass wir nach jedem Durchgang ins Elsass fuhren und den Erfolg mit Riesling und Traminer begossen. Aber auch der Lehrkörper wusste einen guten Tropfen zu schätzen. So verkündete zum Beispiel Professor Ludwig Heilmeyer, der berühmte Hämatologe, der uns zum Thema innere Medizin prüfte: »Meine Herren, bevor wir zur Tat schreiten, möchte ich mit Ihnen auf meinen Geburtstag anstoßen, der sich heute zum 60. Mal jährt. Ich lade Sie ein, mit mir ein Gläschen Champagner zu leeren.« Unsere Bemühungen wurden schließlich mit einem »summa cum laude« belohnt, woraufhin wir mit Doktorhüten auf dem Kopf in einem feuerroten MG-Triumph Cabriolet durch Freiburg brausten und ein rauschendes Fest zelebrierten.

Doch so hoch ich auch auf Wolke 7 schwebte am Vormittag dieses 22. November, so unsanft wurde ich noch am Abend desselben Tages heruntergeholt. Im Überschwang der Gefühle eilte ich zu einem öffentlichen Telefon und wählte die Nummer meiner Freundin, die ihren Eltern in Hamburg einen Besuch abstattete.

»Schatz, ich habe das Examen mit einer Eins bestanden und werde dich jetzt heiraten!« So oder so ähnlich wollte ich das Gespräch einleiten, doch die Worte blieben mir im Halse stecken, denn am anderen Ende der Leitung meldete sich nicht Kerstin, sondern ihr Vater. Er muss etwas geahnt haben, denn seine Botschaft lautete ganz anders. »Herr Diehl, ich will Ihnen eins sagen, wenn Sie heute vor mich träten und um die Hand meiner Tochter anhielten – ich würde Nein sagen.« Völlig verdattert angesichts dieser kalten Dusche rang ich um Fassung, scheiterte aber mit meinen Bemühungen, als gleich darauf irgendjemand die Tür der Telefonzelle aufriss und rief: »Hast du schon gehört, der Kennedy ist ermordet worden.«

Zwei existenzielle Hiobsbotschaften an einem Abend, der ein großer Triumph werden sollte. Das konnte nur in einem tränenreichen Umtrunk mit meinen Freunden enden …

Später erfuhr ich, dass ich Kerstins Vater, der sich zur »Christlichen Versammlung« hielt, nicht gläubig genug für seine Tochter war. Hatte er seinerzeit recht mit dieser Einschätzung? Mag sein, dass ich den Eindruck machte, denn in meiner Suche nach einem authentischen Glauben und mit meinen Fragen über Gott und die Welt hatten mich weder die Studentengemeinde noch die »Moralische Aufrüstung« auffangen können. Einzig und allein das Wissen, dass meine Mutter in ihrem unbeirrbaren Gottvertrauen täglich für alle ihre Kinder betete und dabei auch mich vor Gott brachte, ließ den Docht des Glaubens in mir weiterglimmen. Dieses Wissen war der rote Faden, der mich mit meinem Schöpfer verband; auch in den kommenden Jahren, in denen ich mich zuweilen unendlich weit weg von ihm fühlte, ungefähr so wie der verlorene Sohn aus dem Lukasevangelium.

In meinem Kummer über die Trennung von Kerstin suchte ich vor allem in der Musik Trost und Ablenkung. Ich vertiefte mich in meine Aufgaben als eifriger Chorleiter und Violinist in einem hervorragenden Quartett. Und ich tat das, was schon so manchem Betroffenen über seinen Liebeskummer hinweggeholfen hat – ich trat zunächst einmal eine weite Reise an. Ende November 1963, wenige Tage nach der Examensfeier, beluden Ulf und ich einen alten Volkswagen und machten uns auf in den Orient, wo wir das Weihnachtsfest auf dem Hirtenfeld vor den Toren Bethlehems verbringen wollten.

Auf den Spuren von Peter Bamm, dessen Buch »Frühe Stätten der Christenheit« uns schwer beeindruckt hatte, zockelten wir durch den Balkan und die Türkei, durch Syrien und Jordanien, durch aufregende Städte wie Istanbul und Damaskus. Wir besuchten Palmyra, die damals noch unberührte Wüstenstadt, in der die antiken Artefakte zu Tausenden herumlagen, und Petra, die aus rotem Sandstein gehauene Ruinenstätte in Jordanien, deren Monumente und Mausoleen einen großen Eindruck auf uns machten. Unsere Reise führte uns bis ins jordanische Akaba, das am Nordrand des Roten Meeres liegt. Von dort aus konnten wir nur hinübersehen ins Heilige Land, eine Einreise war uns verwehrt. Der Grund: Unsere Pässe wiesen syrische, jordanische und bulgarische Stempel auf. Arabische und sozialistische Staaten galten aber damals in Israel als Feindesland und die Grenzbehörden wiesen alle Reisenden ab, die aus diesem Bereich kamen. Uns blieb also nur der Blick auf Eilat, die südlichste Stadt Israels, die zu der Zeit in einem rasenden Tempo hochgezogen wurde. Die Geschwindigkeit, mit der das geschah, hatte die Araber in ungläubiges Staunen versetzt, das dann einer Mischung aus Angst und Feindseligkeit gewichen war. Geradezu lächerlich versuchten sie uns weiszumachen, dass es sich bei dem Baumaterial nur um Pappmaché handeln könne. Unser nächstes Ziel war Jerusalem, das damals noch in eine israelische und eine jordanische Hälfte geteilt war. Auch dort durften wir den jüdischen Teil der Heiligen Stadt nicht betreten. Um einen Blick hineinwerfen zu können, blieb uns nichts anderes übrig, als die Mauer zu erklimmen, die zwischen beiden Stadtteilen verlief.

In Bethlehem, das bis zum Sechstagekrieg im Jahr 1967 auch zu Jordanien gehörte, wohnten wir bei der Familie Theisen, Verwandten von mir. Sie waren mit der Leitung von »Thalita Kumi« betraut, einer evangelisch-lutherischen Schule für palästinensische und ägyptische Knaben. Auch heute noch bietet das renommierte Schulzentrum in Beit Jala arabischen Kindern – nun beiderlei Geschlechts – einen Ort, an dem sie sich zu selbstbewussten Persönlichkeiten entwickeln können. Mit meinem siebenjährigen Neffen Benjamin, der perfekt Arabisch sprach, machten wir aufregende Expeditionen nach Jericho, in die Arabische Wüste zu den Nomaden und an das Ostufer des Toten Meeres. Benjamin krönte seinen Job als Dolmetscher, als er uns in Kontakt mit arabischen Hirten brachte, auf deren Feldern wir schließlich den Heiligen Abend verbrachten. Inmitten einer bunten Gemeinschaft von Menschen aus aller Welt zelebrierten wir das Weihnachtsmahl mit Honigbrot und süßem Wein. Diese kalte Nacht, in der es in Galiläa bis auf 900 Höhenmeter herab schneite, wird mir für immer ein unvergessliches Erlebnis bleiben.

Ausgiebig gestärkt mit den weihnachtlichen Süßigkeiten machten wir uns noch in der gleichen Nacht auf den Heimweg. 4100 Kilometer ging es durch frostige Winterlandschaften, meistens eingeklemmt zwischen schwankenden Überlandlastwagen. Unermüdlich schlitterten wir bei eisiger Kälte durch tiefe Fahrrillen über die endlosen Schneefelder Anatoliens. Wir wechselten uns ab, einer schlief, der andere fuhr. Unser Husarenritt führte uns durch Vorderasien und den Balkan, vorbei an Ankara, Istanbul, Sofia, Belgrad und Zagreb, bis wir am Silvestertag pünktlich um 12:00 Uhr mittags in München auf dem Stachus landeten. Dort wurden wir von einem Mönch angehalten, der auf unsere Reifen zeigte und rief: »Sie halten Ihren Schutzengel ja ganz schön auf Trab. Merken Sie denn nicht, dass Sie einen Platten haben?« Übermüdet wie wir waren, hatten wir das gar nicht mitbekommen.

Kairos huscht vorbei

Das Jahr 1964 brach an und mit ihm eine Zeit radikaler Veränderungen. In der Tasche hatte ich das Examen und im Kopf eine relativ klare Vorstellung von den Schritten, die nun dran waren. Sie ergaben sich aus der »Bestallungsordnung für Ärzte«. Die sah für Absolventen eines Medizinstudiums eine zweijährige Tätigkeit als Assistent in der inneren Medizin, der Chirurgie und der Gynäkologie sowie einem weiteren Wahlfach vor.

Im Herzen aber rumorte seit geraumer Zeit ein unbeschreibliches Fernweh.

Größtenteils hatte ich das den Artikeln zu verdanken, die ich in den diversen internationalen Fachzeitschriften lesen musste. Auch wenn ich die meisten kaum verstand, weil meine Englischkenntnisse noch recht dürftig waren, bewirkten sie doch, dass ich mich irgendwann wie eine Schlange fühlte, die sich häuten muss. Freiburg, Familie und Freundeskreis, ja das ganze Deutschland kamen mir klein und eng vor. Ich wollte raus in die weite Welt, in meinen Augen tobte dort das Leben, dort wurde die wahre Wissenschaft betrieben!

Alle meine Antennen standen also auf Empfang und ich war vorbereitet auf das, was dann kam – auf einen der wichtigsten Kairos-Momente in meinem Leben. Ja, Kairos huschte an mir vorüber, und zwar in Gestalt einer Ausschreibung. Sie stand im *Journal of Virology*, das mir Theodor Luthardt in die Hand gedrückt hatte. Das Ehepaar Werner und Gertrude Henle – beides namhafte, deutschstämmige Virologen aus Pennsylvania – suchten auf diesem Wege junge deutsche Wissenschaftler, die interessiert waren, im Virologischen Institut des Children's Hospital in Philadelphia eine wissenschaftliche Fellow-Stelle anzutreten. Dass das Ganze mit einem Stipendium versehen war, machte die Sache noch attraktiver.

War das nicht die Gelegenheit, auf die ich wartete? Streifte mich etwa der kahlköpfige Gott des richtigen Augenblicks?

Ja, das war tatsächlich die Gelegenheit, aber vom Sohn des Zeus kann keine Rede sein. Es war vielmehr diese Kraft, die so viele entscheidende Situationen meines Lebens vorbereitete und mich darin leitete – der Gott der Bibel. Er war es, der durch diesen Kairos, den Angelpunkt, den ich dort passierte, Weichen stellte, die mein Leben in eine ganz bestimmte Richtung lenkten. Auf einen Weg, in dessen Verlauf Gott mich gebrauchte, um Menschen Heilung an Körper und Seele zu bringen.

Gut, dass ich diesen Kairos kurz entschlossen beim Schopf packte. Allerdings brauchte ich dazu die Hilfe eines Laborkollegen, der der englischen Sprache mächtig war und mir beim Verfassen eines Bewerbungsschreibens half.

Dann hieß es warten. Stunden, Tage, Wochen zogen sich zäher denn je dahin, bis nach zwei Monaten ein Schreiben aus Philadelphia eintraf. Die Henles luden mich zu einem Gespräch ein, das im März desselben Jahres in Heidelberg im »Hotel Europäischer Hof« stattfinden sollte. Mein Herz pochte wie wild in meiner Brust, als ich den Brief zusammenfaltete. Vor meinem inneren Auge sah ich mich bereits an der Reling des Dampfers stehen, der mich nach Amerika bringen würde. Gab es denn keine Möglichkeit, die Wartezeit abzukürzen, die vor mir lag?

Nein. Es half alles nichts, die Bestallungsordnung hatte das letzte Wort und das lautete Medizinalassistenz. Bevor ich aber meine Ausbildung in den drei Pflichtfächern innere Medizin, Chirurgie und Gynäkologie antrat, wollte ich mir bei Professor Stein, einem der Pathologen am Berliner Virchow-Krankenhaus, eine theoretische Grundlage für ein tieferes Krankheitsverständnis erwerben. Pathologie wurde damit zu meinem Wahlfach.

Warum gerade in Berlin?

Berlin war meine Heimat, in Berlin lebte immer noch ein Großteil meiner Verwandten, dort gingen meine Gene spazieren.

Dementsprechend motiviert machte ich mich im Januar 1964 auf in die geteilte und eingemauerte »Frontstadt«. Zeitgleich mit mir traf das riesige Tiefdruckgebiet »Floriana« ein. Zwanzig Stunden lang schneite es ununterbrochen und am Ende lag Berlin unter einer 14 cm hohen Schneedecke. So eisig die Temperaturen auch waren – innerlich brannte ich darauf, so viel wie möglich mitzunehmen aus den sechs Monaten, die ich der Pathologie, der »Lehre von den Leiden«, widmen wollte. Doch so gut meine Absichten auch waren – es sollte sich zeigen, dass die Umstände ein konzentriertes Arbeiten kaum zuließen.

Im März stand schon mal die Fahrt nach Heidelberg an, wo mich Werner und Gertrude Henle, ein ausgesprochen sympathisches Ehepaar, mit großer Herzlichkeit empfingen. Werner hatte Mitte der 30er-Jahre als deutscher Jude vor dem Naziterror in die USA fliehen müssen und Gertrude war ihm bald danach gefolgt. Zu meiner großen Erleichterung verlief unser Gespräch auf Deutsch. Wie überschaubar meine Englischkenntnisse damals waren, blieb also mein Geheimnis. Umso größer war meine Begeisterung, als sie mich einluden, Mitte des Jahres 1965 in ihrem Labor in Philadelphia anzufangen.

In Berlin dagegen wichen die hochgesteckten Erwartungen, die ich mit meiner Zeit in der Pathologie verbunden hatte, zunehmend einer gewissen Ernüchterung. Schon nach wenigen Wochen stand fest, dass mein Interesse an der Medizin deutlich hinausging über das Sezieren von Leichen, das Inspizieren von Gewebeproben und das Anfertigen von Schnellschnittpräparaten.

Und schließlich, während ich mich in Gedanken bereits auf meine Zeit als Medizinalassistent einstimmte, machte ein familiärer Schicksalsschlag meine Pläne zur Makulatur.

Wanderjahre

Am 26. Mai erlitt mein Vater einen schweren Herzinfarkt. Ich ließ alles stehen und liegen und eilte an sein Krankenbett im Wetzlarer Krankenhaus. Dort musste ich hilflos zusehen, wie er nach vier Tagen vergeblicher Bemühungen der Ärzte starb. Lag es daran, dass er sich fünf Tage zuvor noch einen heftigen Schlagabtausch mit den Verantwortlichen der Ärztekammer geliefert hatte? Streitpunkt war eine exorbitant hohe Beitragsnachzahlung, die sich angesichts unserer klammen finanziellen Verhältnisse katastrophal auswirkte.

In den letzten Minuten seines Lebens, als ich neben seinem Bett saß, traf noch ein Päckchen von Ortrud ein, das ich für ihn öffnete. Es enthielt ein Bild mit einem gesprungenen Glas und dem ersten Vers von Dietrich Bonhoeffers bekanntem Gedicht:

Von guten Mächten treu und still umgeben,
behütet und getröstet wunderbar,
so will ich diese Tage mit euch leben
und mit euch gehen in ein neues Jahr.

Mein Vater betrachtete das Foto, hörte den Text, weinte bitterlich und verstarb kurz danach, ohne große Schmerzen, ohne Kampf. Ein tapferer Mann, der acht Kinder gezeugt hatte, seiner Frau ein treuer Ehemann und uns Kindern ein sorgender und liebender Vater gewesen war. Er hatte die Familie durch die Bombennächte des Krieges und die Not der Nachkriegszeit geführt und sich im Wiederaufbau der familiären Existenz so verzehrt, dass er mit 61 Jahren viel zu früh sterben musste. Als gläubiger Christ war er vielen Menschen ein Vorbild gewesen, hatte aber in seinem Glaubensleben nie die befreiende Kraft der persönlichen Beichte erlebt, die wirklich einen Neuanfang schafft. Eine Erfahrung, die ich selbst einige Jahre später im »Marburger Kreis« zum ersten Mal machte.

Nun war ich gefragt. Ich sah, dass meine Mutter von den Ereignissen regelrecht überrollt worden war und eher hilflos reagierte. Für mich war klar, dass meine Zeit an der Pathologie ein abruptes Ende gefunden hatte. Eilig brach ich meine Zelte in Berlin ab, um sie in Mittelhessen wieder aufzuschlagen. Während der kurzen Behandlung meines Vaters hatte ich Dr. Böhler, den Chefarzt der Internistischen Station im Wetzlarer Krankenhaus, kennengelernt. Als er merkte, wie sehr das traurige Geschehen all meine Planungen durcheinanderwarf, kam er auf mich zu und fragte: »Herr Diehl, was halten Sie von der Idee, das erste Drittel Ihrer Zeit als Assistent in der inneren Medizin unserer Klinik zu absolvieren?« Keine Frage, auf ein solches Angebot ging ich nur allzu gern ein, bot es mir doch die Möglichkeit, mich vor Ort um meine Familie zu kümmern.

So unerfahren ich auch in geschäftlichen Dingen, im Umgang mit den Banken, den Behörden und der ärztlichen Selbstverwaltung war – jetzt musste ich mir in Windeseile die in diesen Bereichen geltenden Spielregeln aneignen, um nicht über den Tisch gezogen zu werden. Das klappte immerhin so gut, dass ich rasch einen Käufer für die HNO-Praxis fand und dabei auch einen vernünftigen Preis erzielte. Meine Mutter und meine jüngeren, schulpflichtigen Geschwister Winfried, Frohmut und Dorkas waren also finanziell abgesichert. Ortrud und Verena hatten bereits geheiratet und Heidi arbeitete noch in der Praxis.

Während es mir gelang, unser Familienleben wieder einigermaßen zu stabilisieren, machte ich in meiner sechsmonatigen Zeit als Internist auf der Infektionsstation des Wetzlarer Krankenhauses eine ungewöhnliche Erfahrung nach der anderen. Da waren zum Beispiel die tuberkulosekranken Patienten, von denen einige in Auftreten und Ausdrucksweise den ungeschlachten Rüpeln glichen, mit denen wir es als Kinder in Donsbach zu tun bekommen hatten. Da waren aber auch die sturmerprobten Krankenschwestern in Gestalt von herrischen Nonnen, die immer wieder versuchten, einem unerfahrenen Assistenzarzt wie mir vor Augen zu führen, wie wenig er von Medizin verstand. Und da war das überschaubare Monatsgehalt von 250 DM, das man allwöchentlich mit einer Infektionsprophylaxe in Form von drei Litern Milch und zwei Pfund Butter aufhübschte. So schräg und irritierend das alles auf mich wirkte – es diente unbestreitbar einem guten Zweck, indem es ein Greenhorn wie mich auf die Härten des Klinikalltags einstimmte.

Sehr viel schwerer fiel es mir, einen Brief an die Henles zu verfassen, in dem ich ihnen mitteilte, dass ich nach dem Tod meines Vaters meinen familiären Verpflichtungen nachkommen musste. Ich bat um Verständnis, dass sich mein Wechsel nach Amerika aus diesem Grund um ein ganzes Jahr nach hinten verschieben würde. Umso glücklicher war ich, als sie Verständnis zeigten und mir mitteilten, dass sie mich nun für Mitte 1966 einplanten.

Mit neuem Schwung ging es Ende des Jahres 1964 nach Bramsche, wo ich bei dem Vater von Ulf Schacht enorm viel über das zweite Pflichtfach, die Chirurgie, lernte. So interessant das Handwerk des Operateurs auch ist, als sich das Halbjahr seinem Ende zuneigte, wusste ich, dass es wohl kaum meine Wunschdisziplin werden würde.

Als Schauplatz für die dritte und letzte Etappe – die Gynäkologie – hatte ich mir wieder meine Heimatstadt ausgesucht: Berlin. Genauer: die Frauenklinik, die damals an der Pulsstraße in Charlottenburg lag und heute Teil des DRK-Krankenhauses in Westend ist. Mein Tätigkeitsfeld war aber nicht auf die klinische Arbeit beschränkt. Immerhin schlug in Berlin das Herz der Familie. Hier lag ihr Zentrum, in dem die Cousins und Cousinen in den Semesterferien zusammenströmten, hauptsächlich um bei Tante Christel und Onkel Bruno zu feiern. Hier saßen die Onkel, die man vertreten konnte, ob es nun Onkel Fritz in seiner Praxis war oder Onkel Bruno bei den Hausbesuchen, die er nicht durchgehend wahrnehmen konnte, weil ihm zuweilen der Führerschein abhandenkam. Schuld waren die netten älteren Patientinnen, die ihm die vielen kleinen »Mampe halb und halb«-Gläschen regelrecht aufdrängten. »So Doktorchen, noch einen Kleinen auf den Weg, ehe Sie ganz vertrocknen!« Dass das entsprechend angeheiterte Doktorchen direkt in die nächste Polizeikontrolle fahren könnte, entzog sich anscheinend ihrem Weitblick.

Mit anspruchsvoller Arbeit war ich nun gut versorgt und an familiärer Zuneigung fehlte es mir auch nicht, dennoch meldete sich von Zeit zu Zeit das etwas beunruhigende Gefühl, dass ein wichtiger Bereich meines Lebens nach wie vor brachlag. Noch immer hatte ich die geistliche Heimat nicht gefunden, die ich schon in der »Christlichen Versammlung« und in der »Moralischen Aufrüstung« vergeblich gesucht hatte. Als ich mit Heidi darüber sprach, die sich ebenfalls eine Intensivierung ihres Glaubenslebens wünschte, fiel uns ein, dass wir die Adresse höchstwahrscheinlich schon kannten, an die wir uns in dieser Sache wenden konnten. Hatte nicht unser Vater uns empfohlen, den »Marburger Kreis« etwas näher in Augenschein zu nehmen? Vielleicht war diese Gruppierung, die von Arthur Richter gegründet worden war und einige positive Aspekte der »Moralischen Aufrüstung« aufnahm, genau die Gemeinschaft, die wir suchten.

Wir beschlossen, an einer Tagung teilzunehmen, die der »Marburger Kreis« in Bissendorf bei Hannover durchführte. In den drei Tagen, die wir dort zubrachten, geschahen zwei wichtige Dinge.

Zum einen kam Arthur Richter am letzten Tag auf mich zu und meinte: »Sie sind heute dran, Volker!« Ich verstand sehr gut, wie er das meinte, nämlich als Aufforderung, endlich ganze Sache mit Gott zu machen. Da ich in mir aber nicht einen Heiden sah, der sich erst mal bekehren muss, ging ich auf Arthurs Angebot ein, mein Taufversprechen zu erneuern.

Zum anderen lernte Heidi dort einen der jungen Männer kennen, mit denen ich mir ein Zimmer im Tagungsgebäude teilte. Dieser Peter von Wedemeyer eroberte ihr Herz im Sturm. Er war der jüngere Bruder von Maria von Wedemeyer, die vielen Deutschen als Braut von Dietrich Bonhoeffer bekannt ist. Der Theologe hatte sich 1943 mit ihr verlobt, kurz bevor er verhaftet und 1945 als Widerstandskämpfer hingerichtet wurde. Während die

Beziehung zwischen Heidi und Peter immer fester wurde, lernte auch ich die Familie meines Schwagers in spe immer besser kennen. Seine Mutter, Ruth von Wedemeyer, war eine unglaublich beeindruckende Frau, selbstbewusst, groß und stets vornehm gekleidet. Sie, deren Mann bei Stalingrad gefallen war, glich dem Sinnbild einer preußischen Gutsherrin, strahlte aber gleichzeitig eine große Wärme aus und verfügte über ein ausgeprägtes Einfühlungsvermögen. Empathisch wie sie war, hatte sie stets das Wohl ihrer Mitmenschen im Blick, sowohl in materieller als auch in geistlicher Hinsicht. Auch meines. So gab sie sich nicht damit zufrieden, dass Peter sein privates Glück an Heidis Seite gefunden hatte, nein, als die beiden im Frühjahr 1966 ihre Hochzeit feierten, drohte sie mir mit erhobenem Zeigefinger und sagte: »Volker, wart's ab, dich kriege ich auch noch unter die Haube! Aber sieh dir den Stall an, aus dem du dir dein Pferd nimmst!«

Acht Jahre später ließ sie dieser »Drohung« Taten folgen. Doch auch dazu an anderer Stelle mehr ...

Meine Tätigkeit in Berlin gefiel mir so gut, dass es mir schwerfiel, nach dem letzten Drittel meiner Zeit als Medizinalassistent Abschied zu nehmen von dieser Stadt. Freiburg rief, wo ich meine Doktorarbeit zu einem Abschluss bringen wollte. Ich kehrte also in der Adventszeit des Jahres 1965 zurück ins Badische und nahm eine vorübergehende Tätigkeit als Kinderarzt in der Freiburger Kinderklinik auf. Nun liebe ich Kinder über alles. Kein Wunder, dass mir die Arbeit dort enorm viel Freude machte und meine Pläne in Bezug auf Amerika noch einmal gefährlich ins Schwanken gerieten. Ginge mit dem Schritt nach Philadelphia nicht ein leidenschaftlicher Kinderarzt an mir verloren? Andererseits – wie war dann jener Kairos-Moment zu bewerten, der mich in Kontakt mit den Henles brachte? Wie mein Interesse an der Virologie, an der Grundlagenforschung?

Da die Frage aus medizinischer Sicht nicht zu klären war, musste ein anderer Faktor den Ausschlag geben – mein Fernweh. War es nicht von Jahr zu Jahr immer stärker gewachsen? Ich zählte mittlerweile 25 Lenze und der Großteil meiner Freunde hatte sich in alle Welt verkrümelt. Auch war mir Deutschland ein Stück weit fremd geworden mit seinem Wirtschaftswunder, seinem Streben nach Gewinn und oberflächlicher Behaglichkeit und seinem peinlichen Verdrängen der jüngsten Vergangenheit.

Nein, Veränderung war angesagt. Es war Zeit, den Schritt über den großen Teich zu tun.

Über den großen Teich

Am 10. Juni 1966 schritt ich die Gangway der *TS Bremen* hoch. In meinem Hals steckte ein dicker Kloß und hinter mir lagen ein paar herzzerreißende Momente. Unten auf der Landungsbrücke stand meine Mutter, umringt von Ortrud, Heidi und Dorkas; und alle wischten sich Tränen aus den Augenwinkeln. Für sie war es die vorübergehende Trennung von einem geliebten Menschen. Für mich war es der Abschied von meiner Kindheit und Jugend, von meiner Familie und von meiner Heimat. Es war nicht irgendeine Reise nach Übersee, es war ein Aufbruch zu neuen Horizonten und ich hatte durchaus Respekt vor den Herausforderungen und Überraschungen, die in der »Neuen Welt« mit Sicherheit auf mich warteten.

Schon die Überfahrt vermittelte mir einen Vorgeschmack auf das, was auf mich zukam. Die *TS Bremen,* eines der größten deutschen Kreuzfahrtschiffe jener Jahre, brachte uns zwar sicher in den Zielhafen, stürmischer und abwechslungsreicher aber hätte eine Atlantiküberquerung kaum verlaufen können. Als wir nach sechs Tagen den Hudson River erreichten und an der Freiheitsstatue vorbeifuhren, lag ein ausgewachsener Hurrikan namens »Alma« hinter uns. Die meisten der 1.200 Passagiere hatten unendliche Nöte durchgestanden und sich die Seele aus dem Leib gekotzt. Mir ging es deutlich besser, weil ich darauf achtete, dass mein Magen stets ausreichend gefüllt war, und versuchte, ständig in Bewegung zu bleiben. Zu diesem Zweck suchte ich mir einen Sparringspartner, der mich auf Trab hielt. Ich fand ihn in Jürgen Heraeus. Als vielversprechender Spross einer Industriellendynastie ging er in die USA, um sich dort die ersten Sporen auf dem Weg zum Vorsitzenden der Geschäftsführung der Heraeus Holding zu verdienen, einem der größten Familienunternehmen Deutschlands. Gemeinsam wurden wir Tischtennismeister der *TS Bremen*. Dass wir das Finale gegen zwei japanische Pingpongprofis für uns entschieden, hatten wir einerseits unserer Armspannbreite zu verdanken, die die Reichweite unserer Gegner deutlich übertraf, andererseits den enormen Schlingerbewegungen des Schiffes, die es den körperlich unterlegenen Asiaten schwer machten, die Bälle zu erreichen. Parallel dazu schwang ich fleißig das Tanzbein und wurde mit einer zauberhaften jungen Engländerin im Arm Tanzmeister auf der *TS Bremen*.

Entsprechend hochdekoriert mit Pokalen und Urkunden und beladen mit zwei großen Überseekoffern und einer Gitarre ging ich am 16. Juni 1966 in New York von Bord. Dort wartete prompt die nächste Herausforderung auf mich. Und zwar in Form einer Telefonwählscheibe, die Buchstaben enthielt und keine Ziffern. Da ich aber auf die Lotsendienste der Henles angewiesen war, blieb mir nichts anderes übrig, als nach der Trial-and-Error-Methode zu verfahren und nicht nur meine Nerven zu strapazieren, sondern auch die diverser amerikanischer Telefonbesitzer. Allen Klippen zum Trotz landete ich irgendwann wohlbehalten bei Christina »Ina« Beshar, geborene von Wedemeyer, der Schwester meines Schwagers Peter. Sie lebte mit ihrem Mann Bob am Central Park in New York und bot mir für die ersten ein, zwei Nächte Unterschlupf. Der Blick aus dem Fenster ihres Apartments war überwältigend. Der »Big Apple« sprengte alle Vorstellungen von Amerika, die ich mir bis dato gemacht hatte, und viel zu schnell hieß es, erneut die Koffer zu packen und weiterzuziehen nach Philadelphia.

Die Henles bereiteten mir einen herzlichen Empfang. Umso zerknirschter war ich, als Werner merkte, dass ich nur bruchstückhaft verstand, was sie sagten. Wahrscheinlich war es die Sorge, dass ich mit meinen überschaubaren Englischkenntnissen den Aufgaben nicht gewachsen sein könnte, die auf mich zukamen. Jedenfalls zog er umgehend andere Saiten auf und meinte mit einem leicht tadelnden Unterton in der Stimme: »Mein lieber Volker, ich werde erst wieder mit dir kommunizieren, wenn du der englischen Sprache einigermaßen mächtig bist.«

Und das tat er. Volle sechs Wochen lang sprach er kein Wort mit mir. Der Kulturschock war perfekt: um mich herum fremde Menschen, die mir anfangs vorkamen wie seinerzeit die Westerwälder, wenn sie mich in ihrem unverständlichen Idiom ansprachen. Dazu die gewöhnungsbedürftige Nahrung, die originellen Essgewohnheiten und die ungewohnte Art, sich zu kleiden und zu wohnen. Im Eiltempo lernte ich mich den Regeln entsprechend zu benehmen, zu grüßen, zu reden, zu schweigen und zu scherzen.

Ich wohnte in der Pine Street, einer sehr gediegenen Straße. Nach vorne raus erinnerte manches an Chelsea, den vornehmsten Stadtteil Londons mit seinen viktorianischen Stadthäusern. Nach hinten raus aber hatte ich freie Sicht auf die Slums von Philadelphia. Der Weg zum Children's Hospital führte mich ausgerechnet durch diese gefährliche Zone, die seinerzeit durch die *Black Riots* schwer in Mitleidenschaft gezogen wurde. Beinahe jede Nacht wurden Menschen ermordet. Die ersten Wochen durchquerte ich diesen Dschungel noch zu Fuß, dann traf per Schiff mein nagelneuer VW-Käfer ein, für den ich all mein Erspartes zusammengekratzt hatte. Mit seiner grünen Farbe war er ein echter Hingucker. Leider zog er neben Blicken auch noch andere Begehrlichkeiten auf sich. Und so geschah es eines Morgens, dass ich an mein Auto trat und es bereits besetzt vorfand. Ein farbiger Obdachloser war eingezogen, hatte die Rückbank zu seinem Nachtlager umfunktioniert und paffte gerade eine dicke Zigarre.

Was tun? Wegschauen verbot sich von selbst, ich war auf das Auto angewiesen. Wütend werden war auch nicht ratsam, schließlich war mein Untermieter nicht gerade ein Hänfling. Ich wählte also den Kompromiss, legte ein Maximum an Autorität in meine Stimme und stellte den inkonsequenten Autoknacker zur Rede.

»Guter Mann, was soll das denn? Ist Ihnen klar, dass Sie in meinem Auto nichts verloren haben?«

»Oh yes, yes, master, but please, don't throw me out now, I have no home!«

Na prima, instinktiv hatte er meinen wunden Punkt gefunden

– mein weiches Herz. Ich schaltete also einen Gang zurück und brummelte: »Na gut, heute können Sie meinetwegen noch bleiben. Aber machen Sie es mir nicht schmutzig, es ist nagelneu. Und morgen früh will ich Sie hier nicht mehr sehen. Haben Sie das verstanden?«

Sprach's und trat, ohne eine Antwort abzuwarten, den Rückzug an. Wer kann ermessen, wie verblüfft ich war, als ich am nächsten Morgen meinen grünen Käfer unbemannt vorfand?

Von dieser skurrilen Episode abgesehen erreichte ich stets wohlbehalten das Labor in der Kinderklinik. Dort lernte ich schon nach wenigen Tagen Harald zur Hausen kennen und schätzen. Harald begann in diesem Labor seine spektakuläre Karriere als herausragender Wissenschaftler, die 42 Jahre später mit dem Nobelpreis für Medizin ihren Höhepunkt erreichte. Damals feilte aber auch er noch an seinem Englischwortschatz und so übten wir bald gemeinsam. Er wurde mir ein großartiger Lehrmeister, schulte mich im wissenschaftlichen Planen und Denken und schärfte meinen Sinn für das exakte Experimentieren.

Und er war ein guter Freund. Seite an Seite ließen wir die wortreichen Vorträge von Gertrude über uns ergehen, die sich bemühte, uns so umfassend wie möglich mit einem wichtigen Gegenstand ihrer Forschungsarbeit, dem Epstein-Barr-Virus, bekannt zu machen. Wir schrieben fleißig mit, entsorgten aber die Protokolle anschließend in einem dicken Leitz-Ordner und brannten bald darauf, dem Virus ganz persönlich auf die Pelle zu rücken.

Erste Erfolge

Das Epstein-Barr Virus (EBV) könnte man fast als das virologische Gemeingut der Menschheit bezeichnen. Über 90% der Weltbevölkerung infizierten sich im Laufe des Lebens mit diesem »Alleskönner«, der eine Vielzahl von Symptomen hervorrufen kann. Die meisten Menschen, die ihn in sich tragen, bleiben vollkommen beschwerdefrei, weil ihr Immunsystem stark genug ist, das Virus unter Kontrolle zu halten. Es gibt aber auch Träger, bei denen es schwerwiegende Krankheiten auslöst, was in erster Linie mit ihrer genetischen Disposition zu tun hat.

Als ich meine Stelle in den Virus Laboratories des Children's Hospital antrat, wusste die Fachwelt erst seit zwei Jahren um die Existenz dieses Virus. Anthony Epstein und Yvonne Barr, seine technische Assistentin, hatten mit ihrer Entdeckung im Jahr 1964 großes Aufsehen erregt. Mithilfe des Elektronenmikroskops fanden sie das EBV in den Tumorzellen eines Kindes aus Uganda. Es litt am sogenannten Burkitt-Lymphom, einer bösartigen Erkrankung seines lymphatischen Systems. Dass dieses Virus existierte, hatten Epstein und Barr damit nachgewiesen – aber welche Rolle erfüllte es beim Entstehen des Tumors? Verfügte es überhaupt über eine transformierende Potenz, das heißt, war es in der Lage, normale Zellen in unbegrenzt wachsende Zellen zu verwandeln, was eine von mehreren Voraussetzungen für die Bildung eines Tumors wäre?

»Ich gehe davon aus«, meinte Werner Henle und legte mir eine Hand auf die Schulter. »Aber wir müssen es beweisen, Volker.« Er hatte mich in sein Büro gerufen und mir in wenigen Worten die Ausgangslage erläutert. »Dass das kein Kinderspiel wird, ist mir klar, ich bin aber überzeugt, dass du das hinkriegst.«

Ich atmete tief durch. Da war sie also, die erste große Aufgabe, die ich zu meistern hatte. Ab sofort ging es darum, das Wissen, das ich in Freiburg erworben, die Verfahren, die ich kennengelernt, und das technische Equipment, das ich in Philadelphia vorgefunden hatte, anzuwenden.

Zuerst überlegte ich mir eine praktikable Vorgehensweise. Ein erster Schritt konnte nur die Übertragung des Epstein-Barr-Virus auf menschliche Lymphozyten sein. Sollte es uns auf diese Weise gelingen, diese eher kurzlebigen weißen Blutkörperchen in unsterbliche, permanent wachsende Zellkulturen zu verwandeln, wäre der Beweis erbracht, dass das Virus Zellen transformieren kann. Dieser erste Schritt konfrontierte mich auch gleich mit der ersten Herausforderung. Uns fehlte das Handwerkszeug, das nötig war, um das Virus zu isolieren; ein entsprechendes Verfahren wurde erst Jahre später entwickelt. Ich musste also einen Umweg einschlagen. Der bestand darin, dass ich Burkitt-Lymphom-Zellen zunächst mit der enorm hohen Strahlendosis von 5.000 Rad bestrahlte, um ihr Wachstum zu hemmen.

Dann brachte ich die großen, durch die Bestrahlung aufgequollenen Lymphomzellen in Kontakt mit den fragilen Lymphozyten von Erwachsenen, die gesichert EBV-negativ waren. Einer Übertragung des Virus – einer Infektion von Zelle zu Zelle – stand also nichts mehr im Wege.

Doch sie blieb aus.

Schier endlos reihte sich Versuchsreihe an Versuchsreihe, aber der Übeltäter wollte einfach nicht überspringen. Warum das? Ich war frustriert und ratlos. Wir hatten doch so sorgfältig darauf geachtet, Lymphozyten einzusetzen, die mit dem EBV nicht in Berührung gekommen waren. Doch irgendetwas passte den Viren nicht an unserem Angebot. Ein besseres konnten wir ihnen aber nicht machen.

Oder etwa doch?

Mir kam ein Gedanke. Tatsächlich gab es etwas Besseres – Nabelschnurblut! Seine Zellen sind noch jung und vollkommen unbelastet von Einflüssen jeglicher Art. Ein Versuch wäre es wert, immerhin lag die Geburtsstation gleich um die Ecke. Ich besorgte eine ausreichende Menge dieser kostbaren Flüssigkeit, isolierte die jungfräulichen Lymphozyten aus dem Nabelschnurblut und brachte sie in Verbindung mit den bestrahlten Lymphomzellen.

Sie machten es spannend.

Volle drei Wochen ließen sie mich zappeln, bis ich in den fest verschlossenen Fläschchen kleine Zellklumpen entdeckte, die mit der Zeit an Größe zunahmen. Das war der Durchbruch. Erstmalig in der Geschichte der Medizin waren »normale«, nicht überlebensfähige Blutlymphozyten, in der Retorte in unsterbliche, permanent wachsende Kulturen transformiert worden.

Ihrer Bedeutung für die Krebsforschung entsprechend wurde die Pioniertat in allen großen internationalen Zeitungen gewürdigt. Es war gegen Ende des Jahres 1966, als nicht nur alle wichtigen Tages- und Wochenzeitungen – von der *New York Times* über das *Wall Street Journal* bis zur *Zeit* – von dieser Entwicklung berichteten, auch das renommierte Wissenschaftsjournal *Science* würdigte eingehend unseren Erfolg.

Bob, der Mann von Ina und in dieser Funktion sozusagen der Schwager meines Schwagers, nahm diese Entwicklung zum Anlass, mir eine einfache, aber ebenso ernsthafte Frage zu stellen: »Volker, are you brilliant? «

Meine Antwort lautete damals ausweichend, »Bob, I don't know if I am brilliant. Ask my colleagues … «

Doch er ließ nicht locker.

»If you are brilliant, I will take you to Harvard or Yale!«

Wie mein weiterer Lebensweg zeigt, ist aus diesem Angebot nichts geworden, es machte mir aber bewusst, in welchen Maßstäben der Amerikaner denkt, wie motivierend der »American Spirit« wirkt und wie schnell sich im Land der unbegrenzten Möglichkeiten Wege nach oben auftun können.

* * *

Wir wussten nun, dass das EBV ein transformierendes Virus war. Wir wussten auch, dass es zumindest eine Teilschuld trug an den schrecklichen Missbildungen, die in erster Linie in Ostafrika so viele Kinder verunstalteten. Aber was richtete es bei uns an, in der nördlichen Hemisphäre?

»Diese Frage dürfte nicht leicht zu klären sein«, meinte Werner. »Es sieht so aus, als ob alle unsere Mitarbeiter schon mal Kontakt mit dem Virus gehabt haben, denn alle weisen Antikörper auf. Aber was ist mit denen, die diesen Schutz nicht haben? Wie können wir herausfinden, was er mit ihnen anstellt, wenn wir keine Chance haben, ihn auf frischer Tat zu ertappen? Wo bekommen wir die entsprechenden Versuchskaninchen her? Unsere Kollegen scheiden als Testpersonen jedenfalls aus.«

»Das stimmt nicht ganz, Werner«, wandte ich ein. »Elaine Hutkin, meine medizinisch-technische Assistentin, ist tatsächlich EBV-negativ. Dazu kommt, dass sie Lymphozyten hat, die sich partout nicht in vitro züchten lassen. Ich werde sie im Blick behalten, vielleicht ergibt sich ja mal, na ja, eine Situation ...«

Ich musste keine vier Monate warten, bis sich das ergab, was ich damals als »Situation« bezeichnete. Heute würde ich es eher einen Kairos nennen. Auch darin sehe ich ein Handeln Gottes, eine Art Steilvorlage, auf die ich reagieren musste.

Ich bekam sie an einem der ersten warmen Frühlingstage Anfang April, als Elaine im Labor anrief und mir krächzend mitteilte, dass sie schrecklich krank sei. Ihr machte nicht nur eine schwere Mandelentzündung zu schaffen, sie hatte auch hohes Fieber, einen gewaltigen Hautausschlag und dicke Lymphknoten. Leber und Milz waren ebenfalls spürbar angeschwollen. Nun war allgemein bekannt, dass Gertrude Krankmeldungen erst dann akzeptierte, wenn sich die Betroffenen mit dem Kopf unter dem Arm bei ihr abmeldeten. Darum riet ich Elaine, pro forma ins Labor zu kommen und sich zu zeigen, um gleich darauf wieder zu verschwinden. Gesagt, getan – das arme Ding schleppte sich zu uns ins Büro und bot ein Bild des Jammers.

Meine Diagnose war sofort klar: infektiöse Mononukleose, auch Pfeiffersches Drüsenfieber genannt. Ich nahm ihr genug Blut ab, um eine Kultur der Blutlymphozyten anzulegen und um genug Serum zu haben. Dann schickte ich Elaine nach Hause ins Bett.

Wer kann mein Staunen ermessen, als ich wenige Tage später feststellte, dass zwei entscheidende Dinge passiert waren. In Elaines Serum, das bis zu diesem Zeitpunkt frei von Epstein-Barr-Viren gewesen war, tummelte sich plötzlich eine Unmenge von Antikörpern, was darauf schließen ließ, dass der Erreger anwesend und höchst aktiv war. Und ihre Lymphozyten, die bislang in vitro einfach nicht wachsen wollten, schossen auf einmal ins Kraut und formten dicke Zellklumpen!

Aufgeregt rekapitulierten wir die Fakten. Elaine war jetzt Mitglied im Club der EBV-Träger. Den Zutritt hatte ihr offensichtlich der nette junge Mann verschafft, den sie erst wenige Tage zuvor kennen- und lieben gelernt hatte. Er, der kurz zuvor selbst am Pfeifferschen Drüsenfieber erkrankt war, hatte sie mit einem intensiven Kuss infiziert.

Konnten wir nun davon ausgehen, dass das Epstein-Barr-Virus der Erreger der sogenannten »Kusskrankheit« war? Jener Infektion, die sich vor allem junge Erwachsene zuzogen, die so behütet aufgewachsen waren, dass sie wenig Kontakt zu anderen Kindern und erst recht nicht zum anderen Geschlecht gehabt hatten? Bei denen der erste, lang ersehnte Kuss reichte, um sie mit einer infektiösen Mononukleose niederzustrecken?

Oder war es ein zufälliges Zusammentreffen von Ereignissen, die miteinander nichts zu tun hatten?

Diese Frage war entscheidend und Henles wussten, wer sie beantworten konnte: Jim Niedermann, Studentendoktor der renommierten Yale University in New Haven, Connecticut. Wie kaum ein anderer musste er sich mit dem Pfeifferschen Drüsenfieber herumschlagen, das unter seiner Klientel, Studenten aus gut situierten Familien, auffällig stark grassierte. Um der Ursache der Infektionen auf die Spur zu kommen, ließ er zu Semesterbeginn alle seine Studenten zur Ader. Dann brauchte er nur zu warten, bis Amors Pfeil das junge Volk erwischte und die infektiöse Mononukleose – die »kissing disease« – um sich griff. Denen, die wieder auf dem Damm waren, nahm er dann erneut Blut ab. In seinen Gefrierschränken lagerten Seren von mehr als 40 Studenten; Proben, die jeweils vor und nach ihrer Erkrankung genommen worden waren. Für eine eingehende Untersuchung seiner Schätze fehlte ihm sowohl die Zeit als auch das Equipment; als er aber erfuhr, dass wir der Lösung des Problems so dicht auf den Fersen waren, überließ er uns das Material nur zu gerne.

Das Ergebnis warf nicht nur ihn um: In allen 40 Fällen zeigten die Seren, die vor der Erkrankung genommen worden waren, keinerlei Antikörper gegen das EBV. Die Proben aber, die er den Genesenen entnommen hatte, wiesen EBV-Antikörper in hohen Titerstufen, das heißt in großen Mengen auf.

Damit war der Beweis erbracht. Das Epstein-Barr-Virus war der Verursacher dieser heftigen Infektionserkrankung.

Auch diese Entdeckung kam einer Sensation gleich. Die Nachricht davon ging wie ein Lauffeuer durch die internationale Presse, sogar in *Proceedings of the National Academy of Sciences*, einer der wichtigsten Wissenschaftszeitungen der Vereinigten Staaten, wurde unser Bericht veröffentlicht. Für uns aber brachte sie die grundlegende Erkenntnis, dass das Virus zwei Gesichter hat. In Ländern, in denen die Bevölkerung fast durchweg an Malaria erkrankt, übernimmt das Virus eine wichtige Funktion bei der Bildung von Tumoren. Tumoren, die fast ausschließlich bei Kindern und Jugendlichen auftreten und nach ihrem Entdecker »Burkitt«-Lymphom benannt wurden. In den industrialisierten Ländern hingegen verursacht das Virus bei jungen Menschen, die es im Lauf ihrer Kindheit verschont, um es dann zwischen dem 10. und dem 20. Lebensjahr zu befallen, die infektiöse Mononukleose.

Die gesundheitlichen Auswirkungen einer EBV-Infektion des Menschen galten nun als geklärt. Ich war dankbar, überglücklich und stolz, als junger Wissenschaftler, der noch am Anfang seiner Karriere stand, wesentlich zu diesem Fortschritt beigetragen zu haben. Und doch – bei allem berechtigten Stolz über meine Leistung war mir durchaus bewusst, was meine Mutter mir oft in Erinnerung gerufen hatte, wenn mir etwas besonders gut gelungen war: »Volker, bitte bilde dir darauf nicht wer weiß was ein. Es ist alles Gnade!« Und so erkannte ich auch jetzt in meiner Leistung mehr den Segen Gottes als die überragende Leistung meinerseits.

Natürlich war mir auch sehr bewusst, dass mein großartiges wissenschaftliches Umfeld, die Henles, die zu den berühmtesten Virologen jener Zeit gehörten, und mein Freund und Kollege Harald zur Hausen einen erheblichen Anteil an diesem Erfolg hatten.

Erst drei Jahre später entdeckten wir, dass EBV auch bei der Erkrankung am Morbus Hodgkin eine ursächliche Rolle spielt. Doch diese Geschichte muss noch warten.

Unser Mann in Afrika

Mitte des Jahres 1967 zogen wir Bilanz und die sah so aus: In Europa und Nordamerika verursachte das Epstein-Barr-Virus infektiöse Mononukleose, aber keine Tumoren. Die rief es nur in den Malariagebieten Afrikas hervor, wobei wir damals annahmen, dass noch weitere Faktoren wie das sogenannte Myc-Gen eine Rolle spielten. Doch wie stand es dort um die Mononukleose? Trat sie denn in Afrika gar nicht auf? Wirkte das Virus in den verschiedenen Weltregionen unterschiedlich? Spielten abweichende Umweltbedingungen und ein anderer sozialer Kontext tatsächlich eine Rolle?

Das herauszufinden, war unser nächstes Ziel. Dass es uns schwerfallen würde, dieses ohne Unterstützung zu erreichen, war uns klar. Wir wandten uns also an die *American Society for Cancer Research* und baten um Unterstützung in Form eines Stipendiums.

Eines Morgens rief Werner Henle mich in sein Büro, um mir die frohe Botschaft mitzuteilen.

»Volker, wir bekommen das Stipendium. Wir haben nun die Mittel, die wir brauchen, um einen unserer Mitarbeiter nach Ostafrika zu schicken. In der Region um den Victoriasee gibt es die meisten Burkitt-Lymphome. Ich könnte mir gut vorstellen, dass die infektiöse Mononukleose dort als eine Art Vorerkrankung des Tumors auftritt. Unser Mann in Afrika bekommt jedenfalls den Auftrag, das zu bestätigen. Und dieser Mann bist du!«

Ich war begeistert. »Werner, ich denke, ich brauche dir nicht zu sagen, wie sehr ich mich über diesen Auftrag freue, über das Vertrauen, das ihr mir damit beweist. Wann soll es losgehen?«

»Nächstes Jahr im Frühling. Du gehst zunächst nach Nairobi, wo Peter Clifford, ein HNO-Arzt, arbeitet. Mit ihm halten wir schon seit geraumer Zeit engen Kontakt. Er versorgt uns allmonatlich mit frischem Tumormaterial und Blut von Patienten, die am Burkitt-Lymphom leiden.«

Meine Mission war klar umrissen und ich nutzte die verbleibenden Monate, um mich auf das Abenteuer Afrika vorzubereiten. Im April 1968 ging es dann los. Ich flog von Philadelphia über Deutschland nach Kenia, wo das interessanteste und aufregendste Jahr meines Lebens seinen Lauf nahm.

In Nairobi holte mich Peter Clifford am Jomo Kenyatta International Airport ab. Schon wenige Tage später teilte mir Theo Hannegraaf, der Leiter des Dutch Research Center am Kenyatta Hospital, einen Laborplatz zu. Dort konnte ich meine Forschungsarbeit fortsetzen, die darin bestand, Blut afrikanischer Kinder auf Antikörper hin zu untersuchen, die die Infektion mit EBV bewiesen. Obwohl ich das Material für meine Untersuchungen bereits auf ein Mindestmaß reduziert hatte, fiel es mir jedes Mal aufs Neue schwer, meine armen kleinen Patienten bluten zu lassen. Ein Großteil dieser Kinder kam aus der Gegend rund um den Viktoriasee. Aus diesem Grund hatten wir diese Region als Standort der zweiten Etappe meines Afrikaaufenthalts ausgewählt. Um meine Studien vor Ort fortsetzen zu können, nahm ich Kontakt zu den Missionshospitälern auf. Viele dieser Institutionen widmen sich bereits seit Kolonialzeiten den Menschen, die rund um das riesige Gewässer leben, und das sind nicht wenige. Immerhin bedeckt der größte See Afrikas eine Fläche von der Größe Bayerns. Sein Ufer teilen sich drei Länder – Tansania, Uganda und Kenia.

Der segensreiche Dienst jedoch, den die Krankenhäuser leisteten, konnte nur noch mit Mühe aufrechterhalten werden, denn es herrschte akuter Ärztemangel. Ich rannte also offene Türen ein, als ich mich mit der Bitte um Unterstützung an die Verantwortlichen wandte. Alles, was für meine Arbeit nötig war, wurde mir zur Verfügung gestellt. Man räumte mir sogar einen Platz in den Flugzeugen der »Flying Doctors« ein. Ich durfte regelmäßig in eine kleine Piper oder Cessna klettern, zwischen einem deutschen Chirurgen und einer amerikanischen Krankenschwester

Platz nehmen und in die entlegensten Gebiete fliegen. Unsere Piloten waren junge Amerikaner, die die Gegend wie ihre Westentasche kannten. Natürlich registrierten sie das Interesse, mit dem ich jede einzelne ihrer Handbewegungen verfolgte. Meine Fragen beantworteten sie so geduldig und ausführlich, dass ich bald mit allen wichtigen Funktionen ihrer Maschinen vertraut war. Dennoch klopfte mir das Herz bis zum Hals, als einer der Jungs eines Tages seinen Platz räumte und mich aufforderte, das Steuer zu übernehmen. Da ich mir aber eine solche Chance unter keinen Umständen entgehen lassen wollte, begann an diesem Tag meine Karriere als »Flying Doctor«.

Afrika war aufregend. Es berührte mich in den tiefsten Schichten meines Wesens und weckte Emotionen in mir, die ich so noch nie gespürt hatte. Meine Zeit dort war wie ein Abtauchen in eine andere Welt; ich hatte das Gefühl, tausend Jahre geschlummert zu haben, um auf diesem Kontinent wieder zum Leben erweckt zu werden. Fasziniert sog ich die Eindrücke auf, die einander nur so jagten: das betörende Klima. Die brodelnde Menge quirliger Afrikaner, die mir vorkam wie ein Ameisenhaufen, in den man aus Versehen hineingetreten war. Die turbulenten, kunterbunten Metropolen Nairobi, Kampala und Mombasa, die im krassen Kontrast zu den Weiten der unendlichen Regenwälder und Savannen standen. Die jungen und erlebnishungrigen Menschen, die dort als Aussteiger oder Mitarbeiter internationaler Institutionen ihren Traum lebten. Die wilden Tiere, die uns deutlich machten, wie nahe wir dem ursprünglichen Zustand der Natur waren und wie weit wir uns in zivilisierten Ländern davon entfernt hatten. Der Kampf ums Überleben, den wir in der ungezähmten Natur hautnah miterlebten, als wir an den Wochenenden auf Safari gingen und Löwen, Leoparden und Büffeln hautnah gegenüberstanden.

So nah, dass mir auch mal der Schreck in die Glieder fahren konnte, wie an dem Tag, als mein zehn Jahre alter Ford Taunus mitten im Amboseli-Nationalpark streikte. Mir war sofort klar, dass es an den Löchern im Tank nicht liegen konnte, die hatte ich auf den Rat eines befreundeten Farmers hin mit Kernseife gestopft. Mit Sicherheit war der Auspuff schuld, der sich wieder aus der Halterung gelöst hatte. Ich kroch also unter mein Auto und versuchte, den Schaden zu beheben. Man kann sich das Entsetzen vorstellen, das mich ergriff, als irgendetwas plötzlich meine Füße packte und mich mit einem kräftigen Ruck unter dem Fahrzeug hervorzerrte. Wie erleichtert war ich, als ich keinem hungrigen Raubtier in die mordlustigen Augen blickte. Nein, es war das empörte Gesicht eines Park Rangers, der mich umgehend zur Schnecke machte. Mit den Worten: »Are you crazy, you stupid?« deutete er auf den nahe gelegenen Waldrand, wo sich eine Löwin mit mehreren Jungen niedergelassen hatte, aufmerksam das merkwürdige Geschehen beobachtete und sich offensichtlich auf die nächste Mahlzeit freute.

Ähnlich glücklich verlief eine weitere Begegnung mit einem dieser imposanten Raubtiere, das mir so nahe kam, dass uns nicht viel mehr als eine Armeslänge voneinander trennte. Zusammen mit einem befreundeten Ehepaar war ich übers Wochenende zum Zelten in ein nahe gelegenes Naturreservat gefahren. Zu viert verbrachten Rich und Mary, ihr Dackel Charles und ich den Tag in der herrlichen Landschaft, genossen ein leckeres Abendessen, das wir über unserem Lagerfeuer grillten, und zogen uns dann in unsere Zelte zurück. Lag es an dem köstlichen Wein, lag es an unserer ausgelassenen Stimmung, lag es an den anregenden Gesprächen, die wir führten? Keine Ahnung, jedenfalls vergaßen wir, die Pappteller zu entsorgen und die Töpfe zu reinigen. Das übernahm jemand anderes. Mitten in der Nacht weckte mich ein seltsames Scheppern und Rascheln. Fühlte sich Mary verpflichtet, doch noch Ordnung zu schaffen? Oder war das etwa …? So behutsam wie möglich zog ich den Reißverschluss meines Zeltes nach unten. Keine zwei Meter von mir entfernt kauerte eine riesige Löwin, zerkaute unser schmutziges »Geschirr« und starrte mir direkt in die Augen. Dass sie nun nicht dazu überging, uns alle vier zu verspeisen, hatten wir zwei Faktoren zu verdanken. Zum einen passte ein 1 x 2 Meter großes, viereckiges Stoffquadrat mit einem Gesicht in der Mitte nicht in ihr Beuteschema, zum anderen lag es an dem Engel, der dem Dackel die Schnauze zuhielt. Hätte der Vierbeiner angeschlagen, wäre es mit Sicherheit um uns geschehen gewesen.

Erlebnisse wie diese zeigen, dass ein Teil der acht Monate, die ich auf diesem Kontinent verbrachte, in dieser »dunkel lockenden Welt«, wie die Schriftstellerin Tania Blixen ihn nannte, das reinste Abenteuer war.

Der andere Teil war intensive Arbeit.

Das Ergebnis meiner rastlosen Flugtätigkeit entsprach allerdings nicht den Prognosen, die wir in Philadelphia getroffen hatten. Meine Besuche in den Hospitälern widerlegten mehr und mehr unsere Annahme, das Pfeiffersche Drüsenfieber träte in Afrika als Vorerkrankung des Burkitt-Lymphoms auf. Schon die erste Begegnung mit einem der Missionsärzte versetzte meiner Hoffnung einen Dämpfer.

Als ich am nordwestlichen Rand Ugandas, in Kuluva, aus dem Flieger kletterte, begrüßte mich Ted Williams, der leitende Arzt, der seit vielen Jahren im West Nile District tätig war. Nachdem wir ein paar Höflichkeitsfloskeln ausgetauscht und uns einander vorgestellt hatten, kam er gleich auf den Punkt.

»Wir freuen uns sehr über deinen Besuch, Volker, allerdings ist uns nicht ganz klar, was dich zu uns führt. Darum, bitte verstehe mich nicht falsch – aber was machst du hier? Warum kommst du?«

»Nun, ich soll feststellen, ob bei euch hier infektiöse Mononukleose vorkommt.«

Die Stirn meines Gastgebers legte sich in Falten. »Infektiöse Mono…? Was ist das denn?«

»Ted, das ist ganz einfach. Es ist eine Infektionskrankheit. In Deutschland nennen wir sie ›Pfeiffersches Drüsenfieber‹, in England heißt sie auch ›glandular fever‹ oder ›kissing disease‹. Sie befällt in der Regel nur junge Menschen, die im Alter zwischen zehn und zwanzig Jahren erstmalig mit dem Epstein-Barr-Virus in Berührung kommen. Die infektiöse Mononukleose wird durch intensiven Zellkontakt übertragen – zum Beispiel bei einem intensiven Kuss – und geht einher mit hohem Fieber, einer Schwellung der Lymphknoten, der Milz und der Leber. Auch eine heftige Mandelentzündung gehört dazu.«

Teds Gesicht hellte sich schlagartig auf und er fing an zu lachen.

»Well, Volker, komm morgen früh zur Straße vor dem Hospital. Dort zeige ich dir unsere Version von Mononukleose.«

Als er mich zu nachtschlafender Zeit gegen 4 Uhr aus dem Bett holte, schlüpfte ich eilig in Hemd und Hose und folgte ihm. Was er mir zeigte, konnte ich kaum glauben. Am Wegesrand lagerten zwei-, dreihundert Kranke jeder Altersstufe, die zum Teil die ganze Nacht hindurch gelaufen waren, um im Kuluva Hospital einzutreffen, bevor die Hitze des Tages ihren Höhepunkt erreichte.

Ted machte eine ausladende Handbewegung und meinte mit einem Lächeln, in dem ich eine Spur Ironie wahrnahm: »Nun sieh zu, dass du hier deine Mononukleose findest …«

Ich ging sofort ans Werk und arbeitete mich durch die Reihen. Alle Patienten zeigten die gleichen Symptome: hohes Fieber, Mandelentzündung, eine Milz, die so schwer war, dass sie fast im Becken hing, und eine ähnlich angeschwollene Leber. Das waren zweifellos alles Symptome, die zum Pfeifferschen Drüsenfieber passten. Aber auch zu Malaria und zahlreichen weiteren, typisch afrikanischen Virus- und Parasiteninfektionen. Wie sollte ich unterscheiden, was der Verursacher dieser Symptome war?

Ich konnte die Möglichkeit nicht mehr ausschließen, dass meine Suche nach der infektiösen Mononukleose ergebnislos verlaufen könnte. Zumindest in der Region, auf die ich mich konzentrierte – in den Malariagebieten Ostafrikas.

Diese Erkenntnis dämpfte meine Stimmung gewaltig. War mein Forschungsauftrag damit bereits erfüllt, meine Arbeit erledigt, bevor sie richtig begonnen hatte? Ich konnte meine Enttäuschung kaum verbergen.

Kein Wunder, dass auch Ted sie bemerkte. Um mich auf andere Gedanken zu bringen, lud er mich am Abend dieses arbeitsreichen Tages auf einen großen »Pimms« bei sich zu Hause ein. Ein »Pimms« ist ein typisch englischer Drink und besteht aus viel Rum oder Gin, Zucker und diversen Gewürzen. Dankbar ging ich auf sein Angebot ein und klopfte bei Einbruch der Abenddämmerung an die Tür seines Bungalows. Wir hatten es uns gerade auf der Veranda bequem gemacht, da stand er wieder auf und verschwand in einem nahe gelegenen Schuppen. Keine Minute später erschien er mit einer mittelgroßen Zinkbadewanne unter dem Arm in der Tür. Er trug sie in die Mitte der Rasenfläche, zündete eine Karbidlampe an und stellte sie in die Mitte der Wanne. Dann setzte er sich wieder zu mir. Auf meinen fragenden Blick hin meinte er lakonisch: »Wart's ab.«

Zwei oder drei Minuten vergingen, ohne dass etwas Außergewöhnliches passierte. Dann hob ein Rascheln, Zischen und Schwirren an, das bald die Luft um uns herum erfüllte, und ich machte im Schein der Lampe Schwärme von fliegenden Ameisen aus, die sich Lemmingen gleich in die Wanne stürzten. Dort saß der größte Teil der Krabbeltiere fest, weil die männlichen Ameisen nach der Landung ihre Flügel verlieren.

Als sich der Insektensturm etwas gelegt hatte, nahm Ted einen Krug zur Hand und trat an den ausladenden Behälter, um ihn bis zum Rand mit Ameisen zu füllen. Ameisen, die immerhin so groß wie Shrimps waren. Dann eilte er mit seiner wimmelnden Beute in die Küche. Dort setzte er eine Pfanne auf den Herd, kippte den Inhalt der Karaffe hinein und brutzelte das Ganze mehrere Minuten auf kleiner Flamme. Obwohl sich mein Appetit nach diesem Schauspiel zunächst in engen Grenzen hielt, gelang es Ted, mich zu einer Kostprobe zu überreden. Und er hatte Erfolg. Abgesehen davon, dass sich dieses ungewöhnliche Gericht als knuspriger Leckerbissen erwies, brachte mich diese Episode eine Weile auf Gedanken, die nichts mit Viren, Lymphomen und Zukunftsplänen zu tun hatten.

Denis Burkitt

Jeder weitere Besuch in einem der Missionshospitäler bestätigte den Eindruck, den ich bei Ted Williams gewonnen hatte. Mein Zielobjekt, die infektiöse Mononukleose, war eine typische »Zivilisationskrankheit« und kam deshalb in dieser Gegend nicht vor. Bestürzt stellte ich fest, dass dieses frühe Fazit meiner Arbeit gleichbedeutend war mit dem abrupten Ende meines afrikanischen Traumes. Das konnte nicht sein. Ich spürte, dass meine Zeit auf diesem wundervollen Kontinent noch nicht abgelaufen war.

Es gab durchaus noch offene Fragen.

Befiel die infektiöse Mononukleose vielleicht weniger das Landvolk, sondern eher die Stadtbevölkerung Ostafrikas, zum Beispiel – ähnlich wie in den USA – die Studenten?

Und wie stand es um die Kinder, die im Gebiet des Victoriasees lebten? Wie hoch war die Wahrscheinlichkeit, dass sie sich mit dem Epstein-Barr Virus schon sehr früh infizierten? Und konnte es sein, dass es andere, uns noch unbekannte Erkrankungen gab, die dem Burkitt-Lymphom vorausgingen?

Das waren alles wichtige Punkte, deren Klärung noch ausstand. Noch wichtiger aber war es zu klären, ob ich diese Aufgabe übernehmen sollte. Das konnte nur Werner Henle entscheiden.

Angespannt bis in die Haarspitzen rief ich in Philadelphia an.

»Werner, leider gibt es keine Mononukleose in den Gebieten, wo das Burkitt-Lymphom auftritt. Zu viele andere Beschwerden überlagern diese Krankheit, die viel schwerer und folgenreicher sind. Aber ich denke, wir sollten weiterforschen. Unser Kenntnisstand ist noch zu lückenhaft. Wie sieht es in den Städten aus, in Nairobi oder Kampala? Gibt es dort Mononukleose unter den jungen Leuten? Wie weit ist das EBV unter den Kindern am Lake Victoria verbreitet? Ich würde dort gerne eine Serumsammlung starten und dabei mit der WHO zusammenarbeiten. Was sagst du dazu? Meinst du, wir könnten meinen Forschungsauftrag dahin gehend erweitern?«

Werner überlegte. »Nun, ich denke, das Stipendium deckt das ab. Von unserer Seite hast du jedenfalls grünes Licht.«

Es war ein tonnenschwerer Stein, der mir vom Herzen fiel, als Werner sich mit meinen Vorschlägen einverstanden zeigte. Mir war nach Jodeln zumute, als ich den Hörer auflegte. Ich konnte meine Forschungen in Ostafrika weiterführen.

Erleichtert legte ich los. In den folgenden Wochen und Monaten wurden die Cessnas der »Flying Doctors« zu meiner zweiten Heimat. Von Kenia ging es nach Uganda, von Uganda nach Tansania, von Tansania wieder nach Kenia, wo das Ganze von vorne begann. An meiner Seite war die meiste Zeit Wolfgang, ein deutscher Chirurg, mit dem ich mich perfekt ergänzte. Ich ging ihm an den Operationstischen der Missionshospitäler zur Hand und er unterstützte mich, indem er mir half, eine umfassende Serumkollektion anzulegen. Das wusste ich bald sehr zu schätzen, denn das Einsammeln der Blutproben gestaltete sich nicht so leicht, wie ich mir das vorgestellt hatte. Sobald wir nämlich in einer Ansiedlung von mehreren Hütten auftauchten, die dort Kral genannt werden, verschwanden unsere kleinen »Opfer« auf flinken Füßchen im Busch. Wir mussten also erst um die Gunst des jeweiligen Häuptlings buhlen, weil allein er in der Lage war, uns beim Einsammeln der Kinder zu helfen.

Allen Widerständen zum Trotz gelang es mir, im Lauf der Zeit eine stattliche Sammlung zusammenzutragen, die später in den Besitz der WHO überging und ein eindeutiges Ergebnis erbrachte. Das Burkitt-Lymphom konnte durchaus das Resultat einer Erstinfektion sein, viele kleine Patienten trugen das EBV längere Zeit in sich, bis sich irgendwann Tumoren bildeten.

Wenn es um die Frage ging, was letztendlich diese Entwicklung anstieß, kamen aber auch noch andere Faktoren infrage. Ein Muster zeichnete sich ab. Die Burkitt-Lymphome traten nur dort auf, wo die Malaria holoendemisch war, das heißt, wo sich die gesamte Bevölkerung mit Malaria infiziert hatte. Und das geschah dort, wo für die Überträger – weibliche Anopheles-Stechmücken – optimale Bedingungen herrschten. Das Gebiet musste also ein tropisches Klima aufweisen und mit großen Regenmengen gesegnet sein. Außerdem durfte seine Lage tausend Höhenmeter nicht überschreiten, weil die Luft darüber für die Plagegeister zu dünn und kalt wurde. Die Länder im Osten des Kontinents, in denen ich tätig war – Kenia, Uganda, Tansania und Sudan – wiesen in großen Teilen alle diese Eigenschaften auf. Hier wurde die unheilige Allianz zwischen dem Tropenfieber, dem Epstein-Barr-Virus und dem Myc-Gen geschmiedet, die in der Folge zur Ausbildung der ebenso gefährlichen wie entstellenden Tumoren führte.

Nachdem ich monatelang kreuz und quer durch Ostafrika geflogen, Scharen von Kindern Blut abgenommen und zahlreiche Versuchsreihen rund um das Epstein-Barr-Virus durchgeführt hatte, war es irgendwann an der Zeit, den Mann zu treffen, dem die Tumorerkrankung, in der das Virus entdeckt wurde, ihren Namen verdankt. Ich lernte ihn am Rande eines Konzerts kennen, für das mich John Ziegler, ein befreundeter Arzt, sozusagen dienstverpflichtet hatte. Ich kannte John von zahlreichen Hämatologie-Kongressen in den USA. Er war von den US-amerikanischen »National Institutes of Health« nach Kampala geschickt worden, um dort ein Therapie- und Forschungszentrum für das Burkitt-Lymphom aufzubauen. John spielte ganz hervorragend Spinett, und zwar ein Modell, das er sich selbst gebaut hatte und in den Konzerten einsetzte, die er in der Makerere-Universität von Kampala gab. War die zweite Geige in seinem Quartett mal nicht besetzt, organisierte er eine Violine und schickte mir ein Ticket für den Flug von Nairobi nach Entebbe, wo ich auf dem einzigen internationalen Flughafen Ugandas landete. Von dort ging es per Auto in die Makerere-Universität, wo wir gemeinsam Mozart-Quartette und -Sonaten spielten. Zu einer dieser Veranstaltungen erschien irgendwann auch Denis Burkitt. John stellte uns einander vor und ich merkte von der ersten Minute an, dass es uns nicht schwerfallen würde, einen Draht zueinander zu finden.

Der britische Chirurg, Quäker und Laienprediger war dem Tumor auf die Spur gekommen, als er einen Kollegen in einem kleinen, entlegenen Buschkrankenhaus in Uganda besuchte. Burkitts Gastgeber war Missionar und Chirurg und hatte eine künstlerische Ader. So war es kein Wunder, dass die bizarr verunstalteten Köpfe seiner kleinen Tumorpatienten das ausgeprägte Formgefühl dieses Mediziners ansprachen. Zutiefst betroffen von dem, was er sah, modellierte er die Gesichter der Kinder in Form von Masken. Diese »Kunstwerke« und ihr Hintergrund alarmierten Burkitt so nachhaltig, dass er den Chirurgen bat, ihn zu seiner nächsten Operation hinzuzuziehen und ihm entsprechende Gewebeproben zu überlassen. So nahmen die Dinge ihren Lauf: Burkitt reichte wöchentlich frisches Material an renommierte Forschungsinstitute in Europa und den USA weiter. Seine Tumorproben gingen an namhafte Virologen wie George Klein am Karolinska-Institut in Stockholm, an die Henles in Philadelphia und an Toni Epstein und seine technische Assistentin Yvonne Barr in London, die schließlich das neuartige Herpesvirus in Burkitts Gewebekultur mithilfe eines Ultramikroskops entdeckten.

Denis Burkitt war ein außergewöhnlicher Mann, der mit einem hellwachen Geist und einem phänomenalen Gedächtnis gesegnet war. Was in seinen Kopf nicht mehr hineinpasste, das hielt er mithilfe einer alten, billigen Agfa-Fotokamera fest oder er notierte es in ein Oktavheftchen, das in seiner Hosentasche einen festen Platz hatte. Er blieb aber nicht stehen bei Dokumentation und Analyse, nein, er war stets bemüht, die Welt um sich herum zu verbessern, denn er betrachtete sie als Gottes Schöpfung. Und es war ihm das höchste Anliegen, die Menschen, die er als wichtigen Teil dieser Schöpfung betrachtete, mit dem zu versöhnen, der sie geschaffen hatte. Dieses Ziel verfolgte er mit einem enormen missionarischen Eifer. Ja, Burkitt war ein tiefgläubiger Christ, der in seiner Tätigkeit als Arzt einen Auftrag Gottes sah.

An den Wochenenden, die ich in Kampala verbrachte, war ein Termin stets fest verplant: Am Sonntagmorgen hatte ich mit ihm in den Gottesdienst zu gehen und aufmerksam seiner Predigt zu folgen, das war ihm wichtig. Dennoch hatte ich nicht das Gefühl, dass ich mich damit seiner Erwartungshaltung beugte, im Gegenteil, ich war dankbar, dass ich mich mit einem ebenso frommen wie lebensklugen Mann über Glaubensfragen austauschen konnte, die mich nach wie vor beschäftigten. Angesichts der überwältigenden Schönheit der Natur, die mich umgab, fühlte ich mich meinem Schöpfer näher als je zuvor in meinem Leben.

Gleichzeitig wurde mir in den Gesprächen mit Denis klar, dass ich mich seit meiner Taufe, die nun schon dreizehn Jahre zurücklag, ziemlich weit von Gott entfernt hatte. Auch wenn ich ihm damals versprochen hatte, seinem Willen in meinem Leben Raum zu geben, lebte ich doch ganz nach eigenem Gutdünken. Denis Burkitts Beispiel einer konsequenten Nachfolge wurde mir zu einem ernsten Menetekel. Ich merkte, dass ich meinen Weg noch lange nicht gradlinig genug entlang des roten Fadens ging, den mir vor allem meine Mutter in Herz und Sinn gelegt hatte. Dabei war mir durchaus bewusst, dass Gott bereits Spuren in meinem Leben hinterlassen hatte. Ich wusste von wichtigen Kairos-Momenten zu berichten, die ich zweifellos erlebt hatte. Das waren persönliche Erfahrungen wie meine Bekehrung oder die Tauferneuerung im »Marburger Kreis« oder der Kontakt zu Burkitt, aber auch berufliche, wie meine Doktorarbeit oder die Einladung der Henles, nach Philadelphia zu kommen, oder meine erfolgreiche Arbeit dort. Umso deutlicher spürte ich nun, dass mir die Glaubensstärke eines Denis Burkitt, sein Ruhen in Gott, nach wie vor fehlte.

Mit Denis führte ich aber nicht nur fruchtbare Diskussionen, gemeinsam operierten wir auch die durch die Tumoren entstellten Kinder. So manches Mal kämpften wir Seite an Seite um das Überleben unserer kleinen und großen Patienten. Und fast immer trugen wir den Sieg davon. Mittlerweile hatte ich genug Berufserfahrung gesammelt, um zu wissen, dass Triumphe dieser Art keineswegs selbstverständlich waren. Umso glücklicher war ich, wenn wir Erfolg hatten. Ich erinnere mich insbesondere an einen Tag, an dem uns eine ziemlich anspruchsvolle Operation gelang. Während wir die Instrumente säuberten und aufräumten, wich meine Anspannung mehr und mehr einem herrlichen Hochgefühl. Auf einmal war mir klar – diese Begeisterung musste raus, es war höchste Zeit für mich, wieder mal so richtig ausgelassen zu jodeln. Ich zog mich schnell um und stieg auf eine Anhöhe, die sich hinter der Krankenstation erhob. Oben angekommen füllte ich meine Lungen mit Luft und ließ meiner Euphorie freien Lauf. Und so wie mein fröhliches Jodeln weithin über die Hügel schallte, so abrupt brach es ab, als plötzlich Burkitts scharfe Stimme hinter mir erklang.

»Bist du wahnsinnig, Volker? Hör sofort auf damit!«, schimpfte ein atemloser Denis. »Weißt du denn nicht, was du da anrichtest? Mit deinem Geheule versetzt du sämtliche Siedlungen in Hörweite in helle Aufregung. In den Alpen mag das Kulturpflege sein, hier aber ist es eine gebräuchliche Art der Verständigung, und das über weite Strecken hin. Was glaubst du, was jetzt bei unseren Nachbarn los ist? Die Leute zerbrechen sich ihre Köpfe, was du ihnen damit sagen willst. Schau, wie sie da unten schon aufgeregt zusammenlaufen. Also bitte – mach das nie wieder!«

Die Konferenz

Die Tage, Wochen und Monate in Afrika vergingen wie im Fluge. Das Jahr 1968 neigte sich langsam seinem Ende zu und meine Schatztruhe an Erfahrungen war reich gefüllt. Jetzt mussten sie nur noch ausgewertet werden. Und nicht nur sie. Weltweit sammelten sachkundige Forscher Daten rund um das Epstein-Barr-Virus und das Burkitt-Lymphom. Mir kam ein Gedanke – wäre es nicht an der Zeit, das Wissen dieser Mediziner zusammenzutragen, sich mit den Kollegen auszutauschen und eine gemeinsame Marschroute festzulegen?

Meine Idee nahm rasch konkrete Formen an und noch im Dezember des gleichen Jahres organisierte ich eine internationale Konferenz aller Wissenschaftler, die an dem Virus arbeiteten. Das Treffen wurde ein großer Erfolg. In Nairobi versammelte sich alles, was auf diesem noch jungen Forschungsfeld Expertise besaß, unter anderem Werner und Brigitte Henle aus Philadelphia, George Klein und Jerzy Einhorn aus Stockholm, Peter Clifford aus Nairobi, Guy de The aus Lyon, Malcom Pike aus Aberdeen und Denis Wright aus Kampala. Burkitt war leider verhindert.

Ausführlich diskutierten wir über das, was in epidemiologischer und virologischer Hinsicht über das Virus bislang bekannt war. Wir versuchten, seine molekularen Interaktionen mit der Wirtszelle nachzuzeichnen, sprachen darüber, welche Auswirkung die Antigene, die man auf den Lymphomzellen entdeckt hatte, auf den Verlauf der Krankheit nehmen, und überlegten, wie man den Erreger isolieren könnte. Molekular-genetisch war dieses Virus damals noch völlig unerforscht.

Mein Beitrag zur Konferenz bestand darin, dass ich meine Erkenntnisse über die EBV-Epidemiologie in Ostafrika darlegte. Ich wies darauf hin, dass ich die infektiöse Mononukleose in den Gebieten, in denen die Malaria und das Burkitt-Lymphom verbreitet waren, vergeblich gesucht hatte, und ergänzte, dass es in Nairobi und Kampala ganz anders aussah. Dort hatte ich unter Studenten sehr wohl Fälle von Pfeifferschem Drüsenfieber gefunden, etwa ein Dutzend. Alle Patienten waren erst als junge Erwachsene mit EBV infiziert worden. Wie in den USA so spielte auch hier der späte Zeitpunkt des ersten EBV-Kontaktes eine entscheidende Rolle.

Es war ein ungemein intensiver Austausch, der uns motivierte, aber auch forderte. Auf der Suche nach einem Ausgleich zur anstrengenden Arbeit hatte ich mir einen ausgeklügelten Plan zurechtgelegt. In meinem Vorhaben spielte das Streichquartett eine zentrale Rolle, das ich mit drei Mitstreitern ein halbes Jahr zuvor gegründet hatte und das uns Musizierenden unendlich viel Freude bereitete. Ich organisierte einen Flug in den Norden Kenias. Dort lag die Teefarm von John Ryce, unserem Cellisten. Er und seine Frau Heidi, eine Deutsche, die als versierte Violinistin in einem Mannheimer Orchester gespielt hatte, öffneten uns ihr malerisches Landgut für ein paar wunderschöne Stunden der Entspannung. Wir spielten Mozart und Haydn und unsere Gäste waren völlig überwältigt von der Musik, dem bezaubernden Ambiente und der afrikanischen Nacht, in der unser Spiel untermalt wurde von den Lauten der wilden Tiere, die zu unseren klassischen Klängen einen fast unwirklichen Grundton beisteuerten.

Doch der Abend auf der Teefarm war nicht nur ein beeindruckendes Kulturerlebnis und ein bezauberndes Naturschauspiel, er stellte auch eine wichtige Weiche auf meinem weiteren Lebensweg. Und es war Jerzy Einhorn, der Radiotherapeut vom »Karolinska Sjukhuset«, dem Universitätskrankenhaus in Stockholm, der den entscheidenden Anstoß gab. Er kam am Morgen nach unserem Konzert auf mich zu und stellte mir zwischen Brötchen und Frühstücksei die alles entscheidende Frage.

»Sag mal, Volker, wie sehen eigentlich deine Pläne für die Zeit nach Afrika aus?«

»Nun«, antwortete ich und nahm noch einen Schluck Orangensaft, »ich denke, ich werde nach Deutschland zurückgehen und dort meine Forschungsarbeit fortsetzen.«

Jerzy stellte sein Teeglas ab und legte mir eine Hand auf die Schulter. »Warum denn schon wieder zurück nach Deutschland, Volker? Hättest du nicht Lust, für einige Zeit zu uns nach Schweden zu kommen?«

In meinem Kopf jagten sich die Gedanken. Das kam überraschend – aber warum nicht? Ich war jung, ungebunden und voller Eroberungsdrang. Warum nicht die weite Welt noch ein bisschen besser kennenlernen? Warum nicht in Schweden meine klinische Ausbildung im Bereich Onkologie beginnen und gleichzeitig im Labor bei George Klein arbeiten, der damals einer der anerkanntesten Immunologen und EBV-Kenner war?

»Tja, warum nicht?«, lautete auch meine Antwort und Kairos hatte wieder eine Chance verpasst, an mir vorbeizukommen. Ja, heute sehe ich in dieser Szene einen zentralen Kairos-Moment meines Lebens.

In der Rückschau erkenne ich, dass auch der Schritt nach Schweden zu dem Weg gehörte, den Gott mir anbot und auf dem er mich an eine der wichtigsten Stationen meiner Tätigkeit führte. In Stockholm sammelte ich elementare Erfahrungen auf dem Feld der Onkologie, dort begann ich die Versuchsreihe, die die Grundlagen für die Erforschung und Behandlung des Hodgkin-Lymphoms legte, das heutzutage als Lymphdrüsenkrebs bekannt ist.

Kilimandscharo

Die Konferenz war vorbei, meine Freunde kehrten mit Koffern voller Inspirationen in ihre Forschungslabore zurück und ich versuchte erst mal, das zu sortieren, was ich erlebt hatte. Die Henles hatten ihren Segen zu meinem Wechsel nach Skandinavien gegeben. Meine Zeit in Afrika ging also zu Ende. Umspannte sie tatsächlich nur lächerliche acht Monate? Sollte der dicht gefüllte Strauß an Erlebnissen wirklich in einen Zeitraum hineinpassen, der nicht mehr als ein Dreivierteljahr umfasste? Unglaublich!

Schnell wurde mir klar, dass mein kenianisches Kapitel einen besonderen Schlusspunkt verdiente. Bevor ich meinem Lieblingskontinent Lebewohl sagte, wollte ich den Kibu, den höchsten Berg im Kilimandscharo-Massiv, erklimmen. Unzählige Male hatte ich den heiligen Berg der Afrikaner, einen erloschenen Vulkan, von der Ebene des Amboseli-Nationalparks aus bestaunt.

Mit Brian, einem englischen Ranger, den ich von meinen Fotosafaris her kannte, und Gerhard, einem Deutschen, der einen Vertrieb für die Füllfederhalter von Geha in Ostafrika aufgebaut hatte, plante ich den Aufstieg von Kenia aus. In dem Ort, Loitokitok engagierten wir fünf junge Massai-Männer als Guides und Träger und machten uns an den fünfttägigen Aufstieg.

Wir starteten im dichten Regenwald, durchquerten einen alpinen Kiefern- und Latschengürtel und erreichten in einer Höhe von dreitausend Metern eine Geröllwüste, die sich zwischen bizarr zerklüfteten Felsformationen erstreckte. Wir übernachteten mehrfach in den Höhlen, die es dort reichlich gibt und die einen besseren Schutz vor den frostigen Temperaturen boten als unsere Zelte. Auf einer Höhe von fünftausend Metern zeigte Gerhard auf einmal alle Anzeichen eines Lungenödems. Wir übergaben ihn der Obhut unserer Sherpas, die mit ihm eilig in ein Biwak auf dreitausend Metern zurückkehrten. Dass wir nun allein und auf uns gestellt waren, störte uns nicht, denn mit dem Erreichen von Höhenmeter 5200 hätten die Massai ohnehin den Dienst eingestellt, weil am Fuße des Kraters für sie ein heiliger Bereich begann, wo ihrer Überlieferung nach die Geister der Ahnen hausten. Und die wollten ihrer Überzeugung nach nicht gestört werden. In einer kleinen Hütte legten wir die letzte Rast vor der Gipfelbesteigung ein. Wir kochten Tee und nahmen ein paar Kohlenhydrate zu uns. An eine größere Mahlzeit war nicht zu denken, weil in dieser sauerstoffarmen Atmosphäre der Magen streikte. Todmüde und ausgelaugt, wie wir waren, legten wir uns auf den Bretterboden und versuchten, uns mit einer Mütze Schlaf auf das große Finale vorzubereiten. Da ich aber ebenso wie Brian nicht zur Ruhe fand, packten wir gegen 2 Uhr unsere Ausrüstung zusammen und machten uns an den Aufstieg zum Krater.

Es herrschte eine klirrende Kälte. Ausgerüstet mit Gesichtsmaske, Handschuhen, Sonnenbrille und Hut stapften wir durch den frisch gefallenen Schnee. Obwohl wir noch jung an Jahren waren und über eine gute Kondition verfügten, bereitete uns bald jeder Schritt enorme Mühe. Die hauchdünne Luft zwang uns zu einer enorm hohen Atemfrequenz und jagte unseren Puls auf 120 Schläge pro Minute hoch. Irgendwann überholten wir eine japanische Gruppe, die eineinhalb Stunden vor uns aufgebrochen war. Bedeutete das, dass wir viel zu schnell gingen? Der Aufstieg wurde immer beschwerlicher. Der lästige Schnee, das Geröll, das bei jedem Schritt nach unten wegrutschte, und ein eisiger Wind verlangten uns alles ab. Und dann ließ ich bei einer kurzen Rast auch noch meine Gesichtsmaske liegen. Ein Fauxpas, der Konsequenzen haben sollte.

Als wir drei Viertel des Weges bewältigt hatten, ging hinter dem Mawenzi, der im Osten das Kilimandscharo-Massiv abschließt, eine strahlende Sonne auf. Ein unbeschreibliches Erlebnis, das sich tief in mein Gedächtnis eingebrannt hat.

Wir wechselten uns nicht nur in der Führung unseres Zweierteams ab, auch unser Getränkevorrat wechselte regelmäßig den Träger, weil unter den dort oben herrschenden Bedingungen kei-

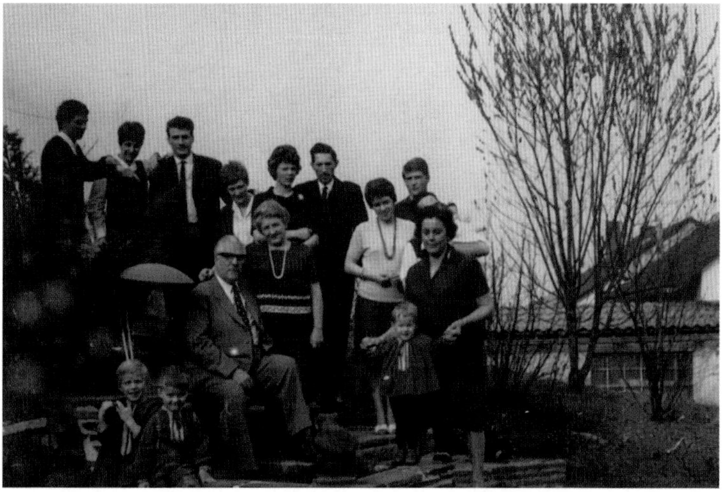

Familie Diehl 1959

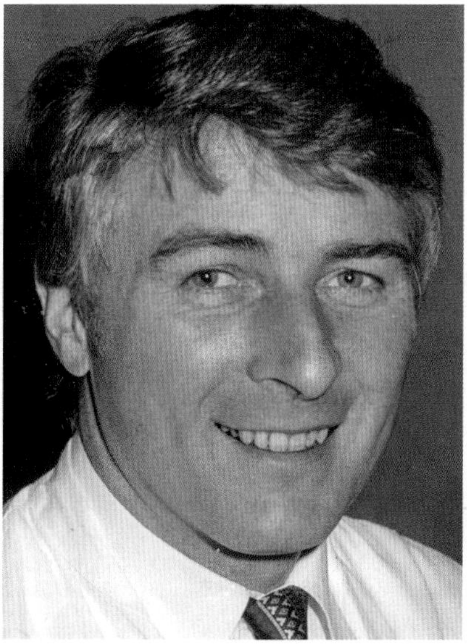

Wien 1962, der hoffnungsvolle,
musikbegeisterte Student

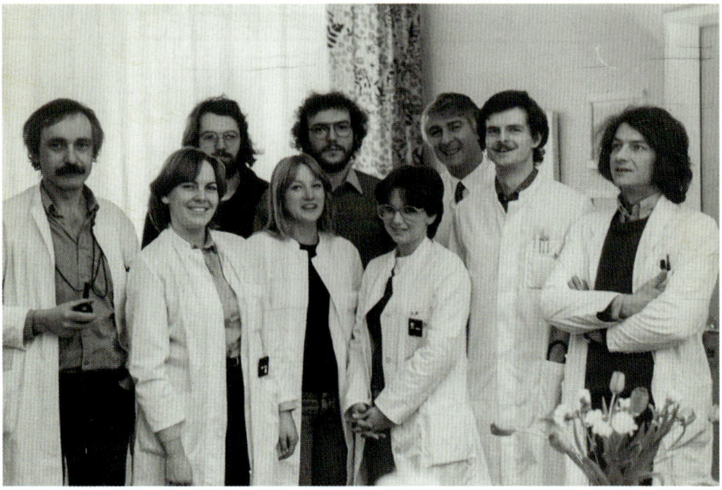

Die tolle Mannschaft des Labors MHH Hannover

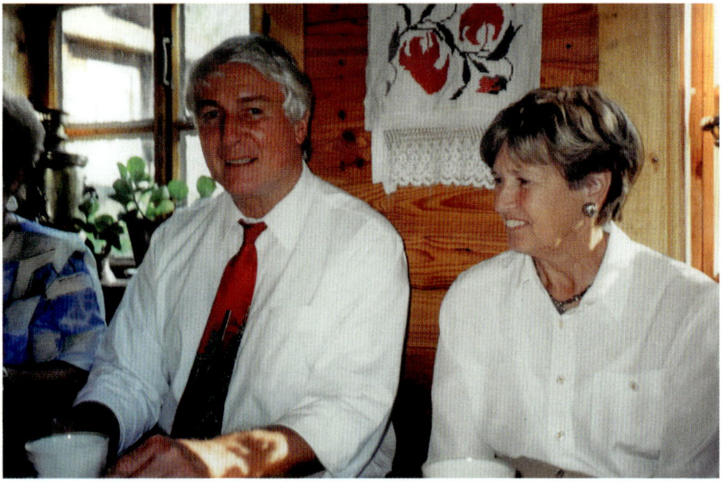

Urlaub in Kärnten

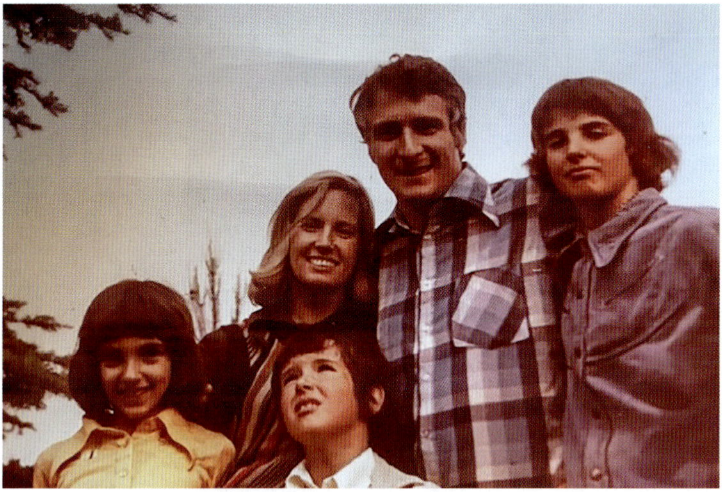

Die neue Familie

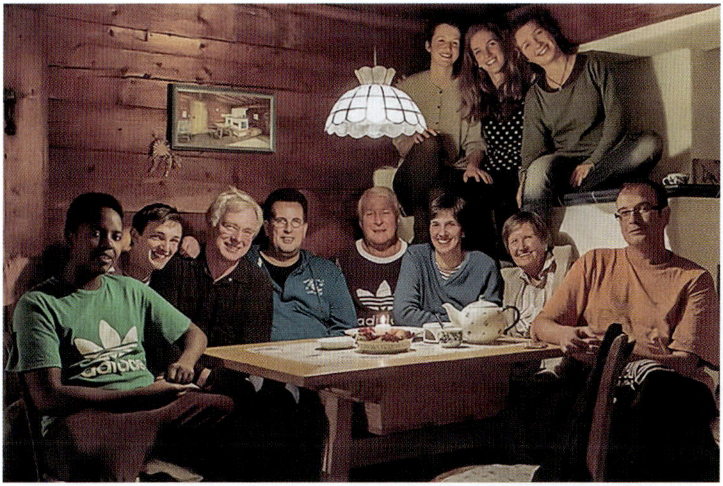

Familie Diehl mit Freunden nach Skifreuden in Kärnten

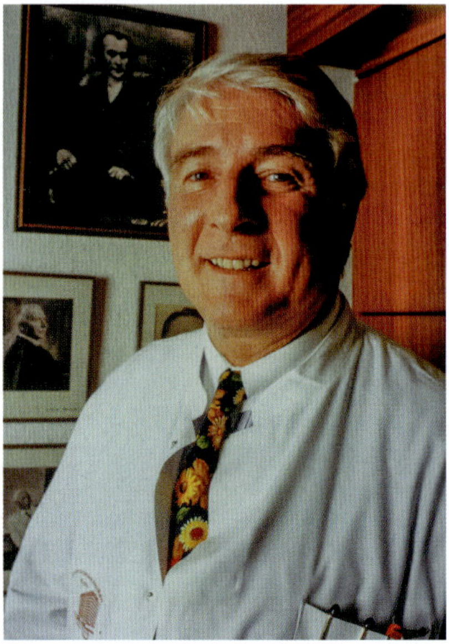

Der junge Chef der Klinik Med I Uni Köln

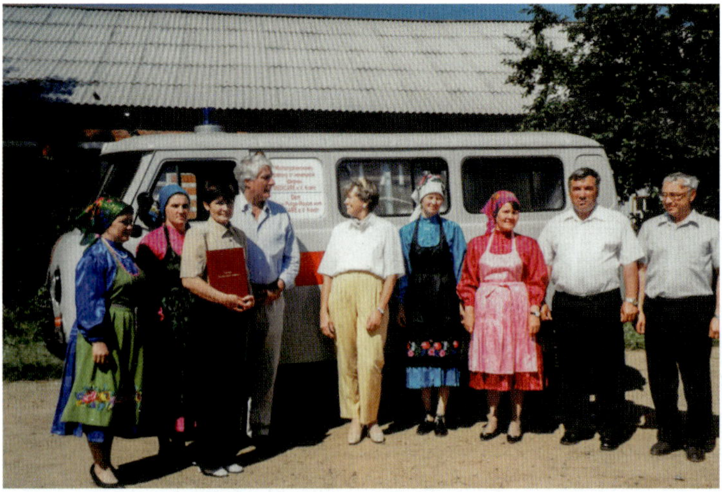

Russlandhilfe Ishevsk/Utmurtje am Ural

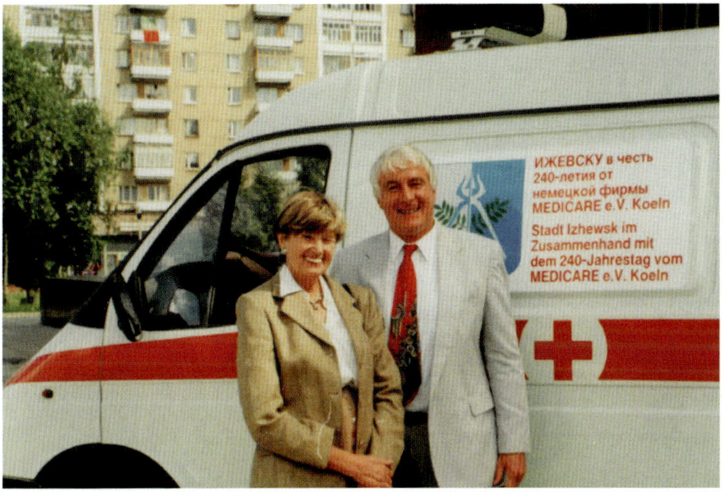

Russlandhilfe Moskau 1991

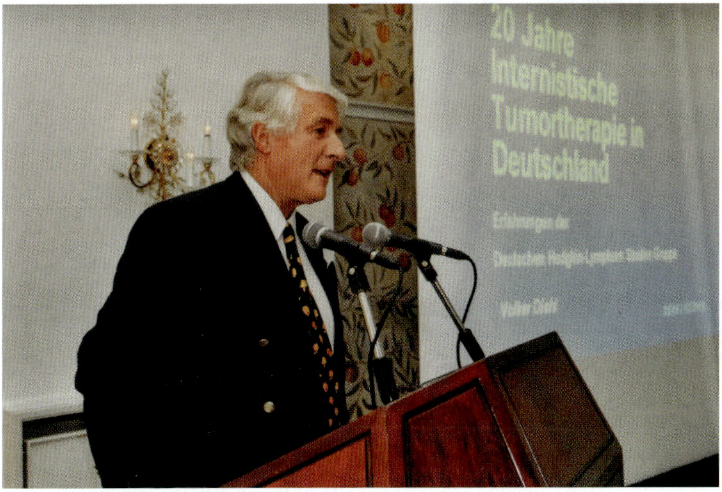

Vortrag: 20 Jahre Internistische Tumortherapie in Deutschland

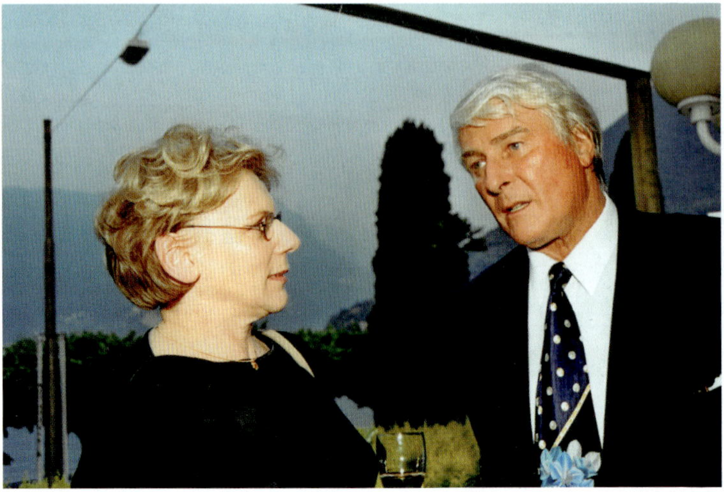

Toronto: Int. Cancer Congress Toronto, mit Mary Gospodarowicz

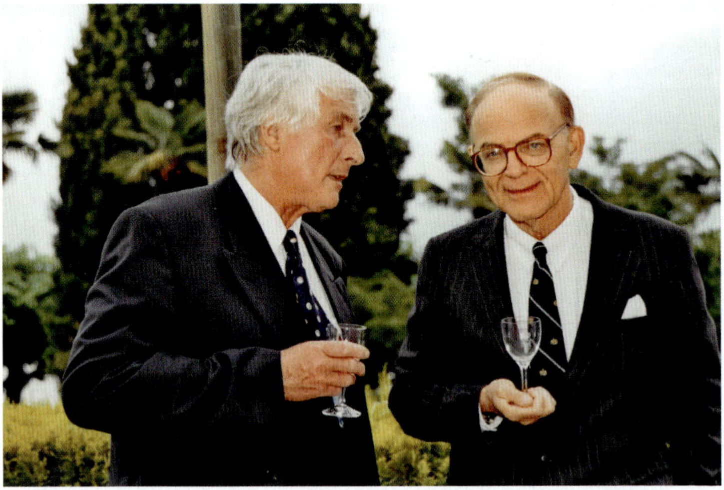

Harvard University Boston, Dana Faber Institute mit George Canellos

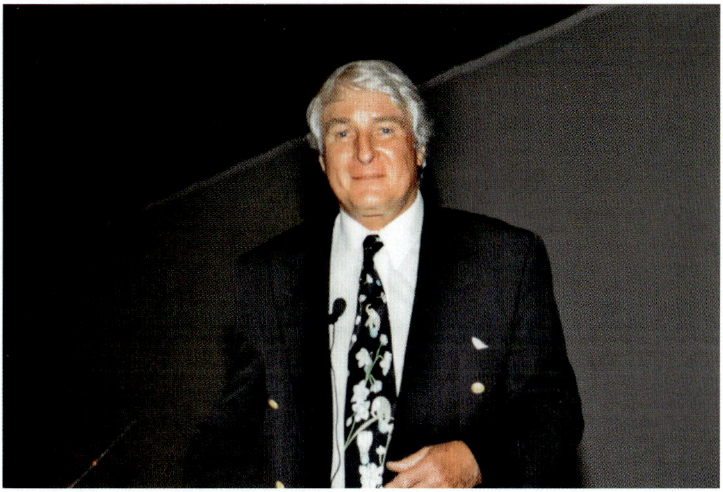

Ehrendoktor Verleihung Heidelberg 2005

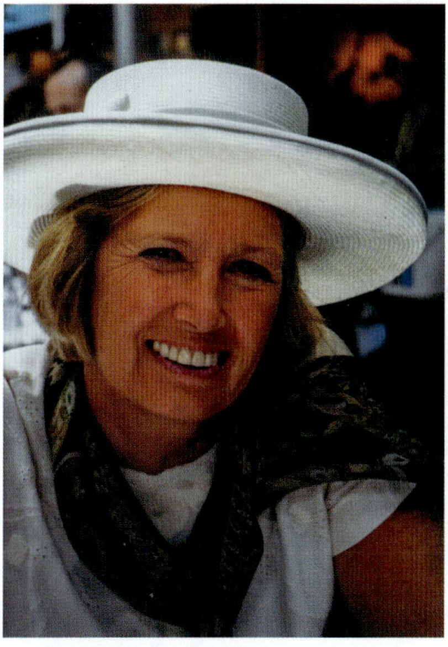

Meine Geliebte: Antje

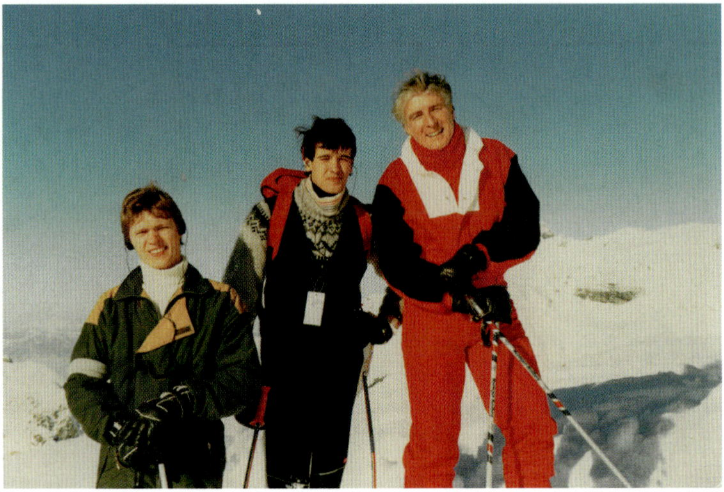

Skiheil: Hasliberg-Berner Oberland mit Sohn Johannes und Neffe Mathias

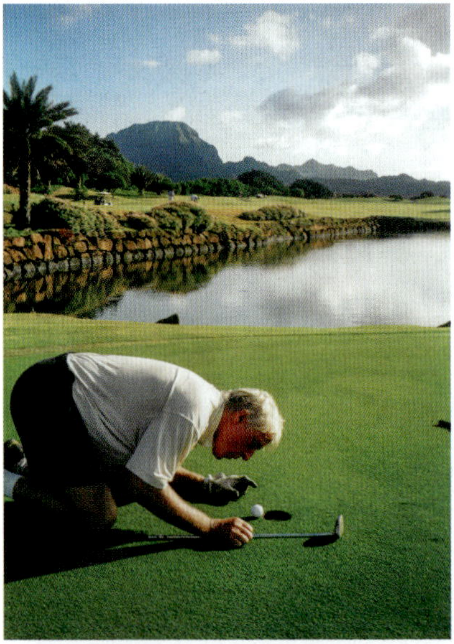

»Fast am Ziel« – Golf mal nicht so streng!

ner von uns mehr in der Lage war, die gefühlte Zentnerlast eines halben Liters Zitronensaft über eine längere Strecke zu schleppen.

Gegen Mittag erreichten wir endlich den Gipfel in 5.889 Metern Höhe, der zum Staatsgebiet Tansanias gehört. Kaum hatte ich ein Plätzchen gefunden, das zum Ausruhen einlud, fiel ich auch schon in einen komatösen Tiefschlaf. Der Mangel an Sauerstoff, die intensive Sonneneinstrahlung und die Tatsache, dass ich meine Gesichtsmaske verloren hatte, forderten nun ihren Tribut. Als ich wieder einigermaßen bei Besinnung war, schoss ich beeindruckende Bilder von dem riesigen Gletscher, der sich damals noch in der Mitte des gewaltigen Kraters erhob, an dessen Rand wir standen. Heute ist nur noch ein kleiner Klumpen Eis dort oben zu sehen, eine traurige Entwicklung, deren Ursache wohl im Klimawandel zu suchen ist.

Genauso spektakulär war der Blick, der sich uns von diesem Riesen Afrikas aus bot. Weit im Osten ahnte man den Indischen Ozean, im Norden erhob sich der Mount Kenya und im Süden die Vulkanberge Tansanias, während sich tief unter uns der Amboseli-Nationalpark ausdehnte. Bis heute ist diese Gegend eines der tierreichsten Gebiete Ostafrikas, was den Massai zu verdanken ist. Als Besitzer des umliegenden Landes schieben sie jeglicher Art von Jagd und Wilderei einen Riegel vor.

Der Abstieg war weniger beschwerlich. Auf dreitausend Metern Höhe trafen wir Gerhard, dessen Lungenprobleme sich weitgehend erledigt hatten. Heute nehmen manche Bergsteiger Viagra als Mittel gegen die Höhenkrankheit. Allerdings müssen sie dann auch mit den Nebeneffekten zurechtkommen, die sie oben auf dem Berg gar nicht gebrauchen können …

Erfüllt und glücklich kehrte ich nach Nairobi zurück, um nur wenige Wochen später Kenia zu verlassen. Hinter mir lagen überwältigende Erlebnisse, die sich mir nachhaltig eingeprägt haben. Sie bewirkten, dass ich noch Jahre später fast jede Nacht von Afrika, seinen Menschen, seinen Tieren und seiner faszinierenden Natur träumte. Das »afrikanische Virus« oder, wie der Engländer sagt, »the African bug« hatte mich infiziert.

In zwanzig Tagen um die Welt

An jenem traumhaften Abend auf Johns Teefarm hatte ich Jerzy Einhorn zugesagt, die Stelle am Karolinska-Institut anzutreten, ihn aber auch gebeten, mir bis dahin noch ein paar Monate Zeit zu geben. Bevor ich mich den neuen Herausforderungen stellte, wollte ich eine Übergangsfrist nutzen, um etwas von der Welt zu sehen.

Dementsprechend wählte ich für meine Reiseroute nicht den direkten Weg nach Norden, sondern eine Strecke, die mich über das Rote Meer, Arabien, Indien, Kambodscha, Vietnam, Japan, Hawaii, San Francisco und Philadelphia bis nach Deutschland führte. Dort wollte ich endlich meine Familie wiedersehen und im Hinblick auf meine weitere Laufbahn bei verschiedenen Universitätsstandorten meine Bewerbung einreichen.

Kurz nach Weihnachten packte ich also meine Koffer und nahm tränenreichen Abschied von Freunden und Kollegen. Am Silvestertag des Jahres 1968 startete ich meine Weltumrundung und bestieg den Flieger nach Indien.

Obwohl ich nach acht Monaten Afrika hohe Temperaturen gewohnt war, verschlug es mir doch den Atem, als ich im feuchtwarmen Klima Mumbais, das damals noch Bombay hieß, die Gangway hinabstieg. Noch atemberaubender aber war der Sturzregen an Eindrücken, der von da ab auf mich einprasselte und im weiteren Verlauf meiner Reise kaum nachließ. Da war der Kontrast zwischen der grenzenlosen Armut der Menschen, die auf der Straße dahinvegetierten, wo sie verzweifelt um ein Bakschisch bettelten und schließlich starben, und den steinreichen Maharadschas, die diese Straßen kaum berühren mussten, weil sie in ihren goldenen Sänften von ausgemergelten Trägern durch das

Menschengewühl getragen wurden. Da waren die jungen Mädchen, die noch kaum das Teenageralter erreicht hatten und schon auf dem Markt in Käfigen zur Prostitution feilgeboten wurden. Da war das unbeschreibliche Verkehrschaos, angesichts dessen sich die Frage erübrigte, ob in Indien nun Links- oder Rechtsverkehr herrschte. Da waren die träge vor sich hin kauenden Kühe, die überall herumlagen und als heilige Tiere mehr Schutz genossen als die geschundenen Angehörigen der niedrigen Kasten. In Afrika waren alle Menschen arm und den Gewalten der sie umgebenden Natur ausgesetzt, hier aber herrschte eine von Menschen gemachte Hybris, eine empörende Ungerechtigkeit und Härte. Dieser Ausfluss einer jahrhundertealten Kastenhierarchie erschütterte mich zutiefst. In Tadsch Mahal bot mir ein Guru an, in seine Dienste zu treten und ihm als Jünger nachzufolgen. Da mir 8.000 Dollar als Preis für diesen Gnadenerweis zu hoch erschienen, verlegte er sich aufs Kommerzielle und bot mir falsche Perlen für echtes Geld an. War es aus Vorfreude, geschah es in der Hoffnung, eines Tages die Frau zu finden, die für mich bestimmt war? Ich weiß es nicht. Jedenfalls griff ich zu, erwarb die Pseudoperlen und nähte sie zusammen mit anderen Schätzen in das Futter meiner Jacke ein. Tatsächlich begegnete mir die Frau, die für mich bestimmt war, schon wenige Jahre später. Wie ich sie kennenlernte und für mich gewann, ist Stoff für ein eigenes Kapitel und folgt an anderer Stelle. Wenigstens amüsierte sie sich köstlich über die Einfalt, die ich beim Kauf dieser wertlosen Klunker bewiesen hatte.

Es hatte was von einer Flucht, als ich vom indischen Subkontinent nach Phnom Penh flog, in die Hauptstadt von Kambodscha. Dort interessierte mich vor allem die uralte Tempelstadt Angkor Wat. Da ich meinen Zeitplan aber eng getaktet hatte, war an eine Anreise per Bus, Boot oder Flugzeug nicht zu denken. Mir blieb also nichts anderes übrig, als ein Taxi zu nehmen. Eine Taxifahrt in Kambodscha verläuft allerdings nicht so, wie ein Mitteleuropäer sich das vorstellt. Anscheinend war der Obolus, den ich entrichtete, so stattlich, dass der Fahrer an jeder Milchkanne anhielt und immer mehr Mitreisende zusteigen ließ. Als wir in Siem Reap, dem Tor zur Tempelanlage Angkor Wat, ankamen, teilte ich mir den Mietwagen mit fünf Erwachsenen, drei Kindern und fünf Hühnern, ganz zu schweigen von der Ziege und dem Schaf, die auf dem Dach mitgereist waren. Umso reicher entschädigte mich Angkor Wat für die überstandenen Strapazen. Was ich dort zu sehen bekam, war überwältigend.

Die filigranen Bauwerke der jahrhundertealten Khmer-Dynastie, die mächtigen Tempelfundamente, die kunstvollen Reliefs mit den grazilen Tänzerinnen, die surreal anmutenden Lianen, die sich an den verwitterten Steinquadern und Säulen emporschlängelten, die Türme, deren Wände riesige Gesichter zierten, der gigantische Kopf des liegenden Buddhas, der pyramidenförmige Tempel, der einst mit purem Gold überzogen war, und schließlich die Terrasse der Elefanten, die neben zahlreichen steinernen Dickhäutern auch Löwen, fliegende Pferde, Gladiatoren, Artisten und Polospieler in einer bunten Prozession skurriler Figuren aufbietet, das alles gab mir das Gefühl, in ein Märchenland einzutauchen, und ich hätte mich kaum noch gewundert, wenn mir früher oder später der kleine Muck über den Weg gelaufen wäre. 25 Jahre nach meinem Besuch wurde diese Wunderwelt von der UNESCO in die Liste des Weltkulturerbes aufgenommen, eigentlich eine Selbstverständlichkeit.

Von Kambodscha aus ging es weiter nach Thailand, wo ich an einem der zauberhaften Strände ein, zwei Tage lang entspannen konnte. Dann brachte mich der Flieger ins Reich der aufgehenden Sonne. In Japan genoss ich die phänomenale Höflichkeit und Gastfreundschaft der Einheimischen. Eine Gastfreundschaft, die so weit ging, dass eine Stewardess der japanischen Airline, mit der ich geflogen war, Reiseleiterin für mich spielte und mir Tokio, Sapporo und Kyoto zeigte. Sie schenkte mir sogar ein Paar Wollsocken, was mich zunächst etwas irritierte. Ihren Wert lernte ich aber zu schätzen, als wir im ungewöhnlich kalten Januar des Jahres 1969 den einen oder anderen Shinto-Schrein besichtigten, die man nur barfuß betreten darf. Meine Begleiterin vermittelte mir nicht nur interessante Einblicke in eine Religion, die dem Europäer eher fremd ist, sie führte mich auch ein in die Geheimnisse und Genüsse der Haute Cuisine Japans. Ich war begeistert und schätzte mich glücklich, derartig interessante Blicke hinter die Kulissen dieses faszinierenden Landes werfen zu können. Dass mein Tourguide aber mehr sein wollte für mich als eine Fremdenführerin, zeigte sich Monate später, als sie auf einmal unangemeldet in Stockholm auftauchte und mir gestand, dass sie mich heiraten wolle. Das war ein ganz starker Tobak für mich, zumal ich ihr keinerlei Avancen gemacht hatte. Es erforderte all meine Weisheit und ein maximales Einfühlungsvermögen, diese vertrackte Situation würdig und ohne Gesichtsverlust für beide Teile zu klären. Was sie auf ihrem Heimflug gedacht, gefühlt und erlitten hat, wage ich nicht zu ermessen! Ja, es fiel mir anscheinend sehr, sehr schwer, die unergründliche Seele der Japaner zu lesen und zu verstehen …

Als nächste Station meiner Weltumrundung hatte ich Hawaii vorgesehen, genauer gesagt die paradiesische Insel Oahu mit der Hauptstadt Honolulu. Wie auf allen Stationen meiner Reise beeindruckte mich auch hier die Schönheit der Schöpfung und ich kehrte reich beschenkt mit wunderbaren Erlebnissen in die USA zurück. Nach einem Zwischenstopp in San Francisco kam ich endlich in Philadelphia an, wo ich neun Monate zuvor meine Reise um die Welt angetreten hatte.

Was gab es nicht alles zu erzählen und zu planen in den letzten Tagen meines Aufenthalts dort! Wir besprachen die Ergebnisse der Konferenz, schoben neue Projekte an und bereiteten die Kooperation mit George Klein in Stockholm vor.

Und dann kam der Abschied von den Freunden im Labor des Children's Hospital, das die Wiege meiner wissenschaftlichen Arbeit geworden war. Es war mir wehmütig ums Herz, als ich den Henles Lebewohl sagte, die so viel Anteil hatten an meinen bisherigen wissenschaftlichen Erfolgen. So wie Harald zur Hausen, den ich bald darauf in Deutschland wiedertraf. Ein wenig war mir auch bange vor den unbekannten, neuen Ufern, zu denen ich nun endgültig aufbrach.

Akademisches Intermezzo

In Deutschland suchte ich zunächst meine Mutter in Herborn auf, die ihr Leben als Witwe erfreulich gut meisterte. Winfried und Frohmut folgten der Familientradition und studierten Medizin. Heidi und Peter waren glücklich verheiratet, ebenso wie Ortrud, Verena und Dorkas. Ortrud und ihr Mann hatten drei Kinder und wohnten bei Stuttgart in einem Schloss mit Pferden, Schafen und einem Esel; Vreni lebte mit Mann und zwei Töchtern im Sauerland und Dorkas' sechsköpfige Familie hatte einen wunderschönen Neubau neben dem Haus unserer Mutter in Herborn bezogen.

Wie geplant machte ich mich umgehend daran, für die Zeit nach Schweden vorzusorgen. Das tat ich, indem ich mich in den drei Universitätskliniken bewarb, die Ende der 60er-Jahre in der Krebsforschung einen guten Ruf hatten: Essen, Göttingen und Hannover.

Als erste Station wählte ich Essen. Hier war Professor C. G. Schmidt mein Ansprechpartner, der als der einzige internistische Onkologe in Deutschland einen guten Ruf hatte. Das Fach Onkologie war noch weitgehend unbekannt. Es gab die Radiotherapie und die Hämatologie, die sich im Wesentlichen aber mit weniger bösartigen Bluterkrankungen beschäftigte. So steckte auch die Chemotherapie noch in den Kinderschuhen. Nur eine kleine Gruppe von Kinderärzten und Internisten wagte erste Schritte auf diesem Gebiet. Ich fuhr also ins Herz des Ruhrgebiets und suchte, wie verabredet, pünktlich um 10 Uhr das Sekretariat des Professors auf. Eine ziemlich resolute Vorzimmerdame wies mich an, zwischen den Patienten Platz zu nehmen und zu warten. Das tat ich. Volle drei Stunden lang saß ich vor dem Allerheiligsten. Mit jedem Privatpatienten, der hinter der gepolsterten Tür verschwand und früher oder später wieder herauskam, verdüsterte sich meine Stimmung. Irgendwann war ich stinksauer. So etwas war in den USA undenkbar! Dort wurde man sogar bei Nobelpreisträgern sofort zum Gespräch gebeten, ganz gleich, ob man Student oder Kollege war. Mein Freund und Kollege Walter Gallmeier, der mich als Ortskundiger begleitete, machte dem traurigen Spiel schließlich ein Ende, indem er zu der Sekretärin ging und darauf hinwies, dass mein Flugzeug in Kürze abzuheben gedächte. Nun erbarmte sich Schmidt, zeigte mir mit stolzgeschwellter Brust sein neues Laborgebäude und bot mir großspurig mehrere Labors, MTAs und Forschungsgelder an. Die Überheblichkeit jedoch, die seinen ganzen Auftritt kennzeichnete, fand ich bestürzend. Noch während wir sprachen, war Essen für mich gestorben. Nachdenklich verließ ich das Klinikgelände, stieg in mein Auto und grinste bei dem Gedanken an das fiktive Flugzeug, das sicher längst in den Wolken verschwunden war.

Göttingen hieß mein nächstes Ziel. Dort wirkte Professor Werner Creutzfeldt, ein ebenso großer Name. Den hatte er nicht nur seinem Vater zu verdanken, dem Entdecker der Creutzfeldt-Jakob-Krankheit. Seine Meriten hatte er sich mit seiner Forschung auf dem Gebiet der Hepatitis-B, der Leberentzündung, verdient. Auch wenn ich vor seiner Tür »nur« zwei Stunden ausharren musste, fiel meine Entscheidung ähnlich aus wie in Essen. Das lag daran, dass er nach der ersten Stunde im Reitdress an mir vorbeieilte und die zweite Stunde offensichtlich damit verbrachte, sein Ross zu bewegen. Solchermaßen erfrischt, trat er nach seiner Rückkehr an mein Arme-Sünder-Bänkchen, klopfte mit seiner Reitgerte spielerisch an seine kniehohen Stiefel und fragte: »Herr Diehl, woher kommen Sie?«

»Ich komme aus Philadelphia.«

»Haben Sie denn schon mal was von Hepatitis-B gehört?«

»Ja, habe ich schon gehört.«

»Arbeiten Sie denn daran?«

»Nein.«

»Woran arbeiten Sie denn?«

»Am Epstein-Barr-Virus.«

»Was ist das für ein Virus? Hab ich ja noch nie gehört.«

»Das macht Tumoren in Afrika. In Europa erzeugt es das Pfeiffersche Drüsenfieber, auch infektiöse Mononukleose genannt.«

»Tja, Herr Diehl, müssen wir mal überlegen, ob ich das, äh …«

Hier war der Punkt erreicht, an dem ich »Herr Professor, vielen Dank« sagte und ging.

Ich war erschüttert über das Desinteresse, das man mir nun schon zum zweiten Mal entgegenbrachte. War das Deutschland? War das der akademische Stil in dem Land, das meine Heimat war und in das ich irgendwann zurückkehren wollte? In dem ich mir eine Karriere aufbauen wollte? Tief enttäuscht fuhr ich nach Hause. Somit war auch Göttingen gestorben.

Was ich erlebt hatte, trieb mich um. Es konnte doch nicht sein, dass ein solcher Stil und Umgangston die deutsche akademische Szene beherrschten. Im Grunde war diese Art von Dünkel kurzsichtig und dumm. Sie machte es den jungen Wissenschaftlern, die in ständiger Furcht vor ihren dominanten Chefs lebten, unendlich schwer, eine eigenständige, kreative Wissenschaft zu betreiben. Als junger, wissenschaftlicher Mitarbeiter, der noch über keinen weiten Erfahrungshorizont verfügte, schwor ich mir eins: Sollte ich jemals die Möglichkeit dazu haben, würde ich beweisen, dass man es durchaus besser machen kann! Viele Jahre später bekam ich tatsächlich die Möglichkeit. Das Resultat war ein Pokal, der mir von meinen Kölner Mitarbeitern überreicht wurde und die Aufschrift trug: »Bester Chef in allen Disziplinen, die Assistenten der Med I, 1983–2003!«

Nachdem meine Gespräche in Essen und Göttingen so enttäuschend verlaufen waren, sah ich dem Treffen mit dem Rektor der neu gegründeten Medizinischen Hochschule Hannover nicht ohne Bauchschmerzen entgegen. Erwartete mich dort eine ähnliche Situation? Wie sähe meine berufliche Zukunft aus, wenn sich auch diese Hoffnung zerschlüge?

Meine Befürchtungen lösten sich in Luft auf, als ich mich – wie gehabt – im Vorzimmer von Professor Hartmann niederließ und wider Erwarten schon nach wenigen Minuten in sein Arbeitszimmer gebeten wurde.

Fritz Hartmann, eine Koryphäe auf dem Gebiet der inneren Medizin, erwies sich als ausgesprochen angenehmer, freundlicher Gesprächspartner. Er wirkte auf mich wie ein in sich ruhender, kluger Mann, dem es darauf ankam, sein Gegenüber nicht zu dominieren, sondern zu überzeugen. Er spielte sich nicht in den Vordergrund, sondern zeigte echtes Interesse an mir. Ganze eineinhalb Stunden interviewte er mich und gewann so einen intensiven Einblick in meine bisherige Arbeit und meine weiteren Pläne.

»Herr Diehl, ich kann Sie nur bestätigen in dem, was Sie vorhaben. Gehen Sie nach Schweden! Arbeiten Sie sich intensiv in alles ein, was mit modernen Krebstherapien zu tun hat! Mediziner, die in diesem Fach gut ausgebildet sind, brauchen wir hier ganz dringend. Sie wissen, dass ich nicht mal eine Hand brauche, um die Zahl der Onkologen abzuzählen, die in Deutschland tätig sind. Bei uns hier an der MHH besitzt nur Professor Poliwoda etwas Expertise im Bereich der Krebsforschung, doch auch er ist in erster Linie Hämatologe, der an Thrombozyten forscht. Sie sehen, mit dem Wissen, das Sie sich in Schweden noch aneignen können, sind Sie hier hochwillkommen.«

Als ich am Nachmittag dieses besonderen Tages das Gelände der MHH verließ, das heute rund 400.000 Quadratmeter umfasst, war ich begeistert. Das war mehr, als ich zu hoffen gewagt hatte. Die Aussicht, in einer der modernsten Forschungsanstalten Deutschlands tätig zu werden, beflügelte meine Fantasie. Diese zweite medizinische Fakultät Niedersachsens war so neu, dass sie sich in Teilen noch im Bau befand. Und sie war explizit als ein Ort gegründet worden, an dem vielversprechende Reformideen in der medizinischen Ausbildung umgesetzt werden sollten. Was würde hier alles möglich sein?! Nicht nur in fachlicher Hinsicht. Die Möglichkeit, ein Team engagierter junger Mediziner um mich zu scharen, denen ich genau das eigenverantwortliche, kreative Arbeiten ermöglichen konnte, das ich andernorts vermisst hatte, war ein starker Motivationsfaktor.

Mein Entschluss, mich im Anschluss an meine Zeit in Schweden zu habilitieren und dann nach Hannover zu gehen, war gefallen.

Zwischen Sjukhuset und Saltkrokan: Schweden

Den Weg zu einer der wichtigsten Stationen meiner Lebensreise trat ich an einem kühlen Märzmorgen des Jahres 1969 an. Und zwar in einem roten BMW 2002. Für dieses nagelneue Auto war ein erheblicher Teil des Geldes draufgegangen, das ich in den USA und in Afrika verdient hatte. Mit der Fähre ging es zunächst von Travemünde nach Trelleborg. Um von dort aus nach Stockholm zu kommen, wählte ich einen Umweg, der zwar lang, dafür aber umso schöner war. Ich kam mir vor wie auf einer Landpartie, als ich durch die weite Landschaft und die unendlichen Wälder Südschwedens fuhr, vorbei am Mälaren und am Vänern, die zu den größten Seen des Landes gehören. Es dauerte eine ganze Weile, bis ich in der Hauptstadt ankam, und das lag daran, dass ich das Tempolimit von 110 km/h kaum überschritt. Zu sehr fürchtete ich die fliegenden Radarfallen, die in Form von Helikoptern über der Fahrbahn schwebten. Nicht nur für damalige Zeiten war das eine geradezu futuristische Technik, die sich aber nicht durchsetzen konnte. Kein Wunder, bei dem Aufwand ...

In Stockholm bezog ich ein Zimmer im Schwesternheim des »Karolinska Sjukhuset«, das schon damals eines der größten Universitätskrankenhäuser Europas war.

Meine künftigen Vorgesetzten und Kollegen bereiteten mir einen ausgesprochen freundlichen Empfang. Bei der ersten Morgenbesprechung, zu der sich etwa vierzig schwedische Ärzte versammelt hatten, richtete Jerzy Einhorn in seiner Eigenschaft als Direktor der Einrichtung das Wort auch an mich. Er sagte: »Volker, ich gratuliere dir! Du kommst in ein Land, wo du auch Fehler machen darfst. Man nimmt sie dir nicht übel, wenn du sie korrigierst.« Was für ein bemerkenswerter Satz, was für ein tröstliches Wort, das ein polnischer Jude, ein Überlebender des Warschauer Ghettos, an einen deutschen Arzt richtete!

Ja, Jerzy hatte ein großes Herz, er konnte aber auch durchaus konsequent sein. Das bekam ich zu spüren, als ich kurze Zeit später meine Verlegenheit überwand und ihn um einen Vorschuss auf meinen Lohn bat.

»Jerzy, ein paar Kronen würden mir schon weiterhelfen.«

Jerzy schüttelte bedauernd den Kopf, »Volker, ich werde dir so lange kein Geld geben, solange du kein Wort Schwedisch sprichst. Also, lär dig svenska så snabbt som möjligt!«

Das war eine klare Ansage.

»Aber Jerzy, das hättest du mir doch schon in Afrika sagen können!«

Mein lahmer Einspruch machte keinen großen Eindruck auf ihn, war er doch vor einigen Jahren in der gleichen Lage gewesen. Und auch mir kam eine solche Situation irgendwie bekannt vor. Es fiel mir deshalb nicht schwer zu erraten, was er mir abschließend geraten hatte: »Also, lerne so schnell wie möglich Schwedisch!«

Das nahm ich mir natürlich zu Herzen. Schon wenige Tage später saß ich in einem »Snabbkurs svenska« und lauschte den Ausführungen von Eva, einer bezaubernden Lehrerin, die – wie konnte es anders sein – blond war. Ich lernte schnell, weil ich es aufgrund meiner humanistischen Bildung gewohnt war, mit fremden Sprachen umzugehen. Geschult darin, grammatische Feinheiten schnell zu begreifen, konnte ich nicht nur Vergleiche zum Deutschen ziehen, mittlerweile fielen mir auch Parallelen zum Englischen auf. Den Lernprozess beschleunigte ich dadurch, dass ich abends am Bett meiner Patienten saß und versuchte, mich in die Sprachmelodie der Schweden hineinzuhorchen. Der schwer zu erlernende, schwebende Singsang forderte mich mehr als alle Grammatikregeln zusammen.

Solchermaßen fit gemacht, machte ich mich bald daran, die Grundlagen der Strahlentherapie zu lernen. Diese Methode stellte Ende der 60er-Jahre die Domäne der Krebsbehandlung dar. Ich lernte die Onkologie also zunächst von der radiologischen Seite her kennen. Die Chemotherapie steckte zu der Zeit noch tief in den Kinderschuhen. Mein Arbeitsplatz war das Radiumhemmet, was übersetzt so viel wie »Radiumheim« heißt. Eine eher harmlose Bezeichnung, die gewählt wurde, um den Patienten die Angst vor der Behandlung zu nehmen. Es war das Zentrum für alle nicht chirurgischen Krebsbehandlungen, was auch die Vorsorge, die Früherkennung und die psychosomatische Behandlung umfasste. Die Technik der Radiotherapie erlernte ich schnell, es dauerte nicht lange und ich hatte einen umfassenden Überblick über die Erscheinungsformen und Besonderheiten der unterschiedlichen Tumorvarianten.

Es war ein ganz bestimmter Tumortyp, der mir dabei besonders ins Auge stach, ein Typ, dem ich vorher noch nie begegnet war. Ähnlich wie bei der infektiösen Mononukleose waren in erster Linie junge Menschen von diesem Leiden betroffen. Ich sah zum ersten Mal Patienten, die in der Blüte ihrer Jugend an dieser sogenannten »Hodgkin's Disease« zugrunde gingen. Es war eine heimtückische Krankheit, die in den meisten Fällen mit Fieber, Nachtschweiß, Juckreiz und Lymphknotenschwellungen am Hals begann.

Als ich das erste Mal mit Bo Johannson, meinem Oberarzt, vor dem Mikroskop saß und ihn fragte, wie er dieses Phänomen einschätzte, erntete ich zu meiner Bestürzung ein Schulterzucken.

Er meinte: »Tja, wir wissen noch nicht mal, ob wir es mit einer Entzündung, einer Infektion oder einem Krebs zu tun haben. Wir haben keine Ahnung. Auf jeden Fall sterben die Betroffenen wie die Fliegen. In einem frühen Stadium, wenn die Lymphknoten nur einen geringen Befall aufweisen, können wir mit Kobaltstrahlen heilen, in den fortgeschrittenen Stadien wird das Zellwachstum unbeherrschbar und die jungen Leute haben keine Chance mehr.«

Ich war erschüttert. Jugendliche im Alter zwischen fünfzehn und fünfundzwanzig Jahren starben uns unter den Händen weg. Das waren zum Teil Kinder, die ihr Leben noch vor sich gehabt hätten.

Bald hatte mich diese Krankheit restlos in ihren Bann geschlagen. Es gab so viele offene Fragen. Was war das? Eine Infektion? Eine Entzündung? Ein Krebs? Steckte ein Virus dahinter? Möglicherweise EBV? Warum starben gerade die jungen Patienten? Und was hatte es mit dieser riesigen »Reed-Sternberg-Zelle« auf sich? In allen Gewebeproben, die man den Kranken entnahm, war diese Zelle zu finden. Woher kam sie? Aus den Lymphknoten? Aus dem Knochenmark? Aus der Milz? Irgendwie spielte die Krankheit Hase und Igel mit uns, indem sie uns so viele ungelöste Rätsel aufgab.

Ich ahnte schon bald, dass die Antwort auf viele dieser Fragen in der Reed-Sternberg-Zelle zu finden war, die die Pathologen Carl Sternberg und Dorothy Reed erstmalig um die Jahrhundertwende beschrieben hatten. Anders als bei anderen Karzinomen lag in den Gewebeproben, die wir Patienten im Anfangsstadium der »Hodgkin's Disease« entnahmen und unter dem Mikroskop begutachteten, durchschnittlich ein einziger dieser Riesen zwischen hunderttausend normalen Zellen, maximal erreichten sie einen Anteil von einem Prozent. Uns war damals unklar, wie eine derart begrenzte Anzahl von Problemzellen einen derart dramatischen Krankheitsverlauf auslösen konnte.

Viele Jahre später fand die Wissenschaft heraus, dass es genau diese wenigen mutierten Zellen sind, die eine verhängnisvolle Entwicklung in Gang setzen. Sie stellen ihre außergewöhnliche Intelligenz unter Beweis, indem sie zunächst Botenstoffe aussenden, um enorme Mengen von Lymphozyten und andere Immunzellen anzulocken. Diese Schutz- und Futterzellen scharen sich dann um sie wie eine Rosette. Dieser Andrang bringt die Lymphknoten zum Anschwellen und führt früher oder später zur Diagnose Lymphdrüsenkrebs.

Auf den Fotografien, die mithilfe eines Mikroskops gemacht worden waren, erinnerte mich die Reed-Sternberg-Zelle mit dem Kranz von Lymphozyten, der sie umgab, an die böse Königin aus dem Märchen, deren Haar ein Diadem aus Perlen schmückt. Irgendwie unheimlich wirkten auch ihre zwei großen Kerne, die den Betrachter wie zwei Eulenaugen anzustarren scheinen. Außerdem sind diese Zellen in der Lage, Abwehrmoleküle auf ihrer Oberfläche zu bilden, die sie vor Angriffen durch das Immunsystem schützen, doch auch das stellten Forscher erst Jahre später fest.

Diese Zelle ist ein Monstrum, ebenso intelligent und fragil wie hinterhältig und aggressiv. Ich begann sie zu hassen. So sehr zu hassen, dass ich mir bei einer meiner mikroskopischen Begegnungen mit der Zelle schwor: »Dich kriege ich! Du kommst in eine Retorte, wo ich dich in einer Nährlösung züchten und dann mit allen Mitteln modernster molekularer Technik entzaubern werde.«

Um diese Drohung eines Tages wahr zu machen, nahm ich im Sommer des Jahre 1969 einen Kampf auf, der mich fast zehn Jahre lang in Atem hielt.

Mit meinen Untersuchungen setzte ich zunächst bei den Tumoren an, die sich in den Lymphknoten am Hals, in der Brust und unter den Achseln gebildet hatten: Sind sie nicht weiter vorgedrungen als bis in diese Lymphknotenregion, befindet sich die Krankheit im Stadium I. Hat sie Stadium II. erreicht, dann sind die Tumoren in zwei oder mehr Lymphknotenregionen auf einer Seite des Zwerchfells präsent, während sie sich in Stadium III. bereits auf beiden Seiten des Zwerchfells ausbreiten. Verlassen sie das lymphatische System und befallen sie Organe wie Leber oder Lunge oder gar die Knochen, dann hat die Krankheit Stadium IV. erreicht. Ein Stadium, das damals kaum ein Patient überlebte.

Ich konzentrierte mich also zunächst auf das Stadium I. Woche für Woche zerlegte ich befallene Lymphknoten aus Hals, Brust und Achseln, die die Chirurgen ihren Patienten entnommen hatten. Woche für Woche legte ich eine Gewebekultur an, in der Hoffnung, dass die Reed-Sternberg-Zellen in dem Gefäß überlebten. Woche für Woche kamen meine medizinisch-technischen Assistentinnen zu mir, um mir mitzuteilen, dass sie abgestorben waren. Mit jeder Versuchsreihe, die scheiterte, wurde deutlicher, dass es sich bei unserem Untersuchungsobjekt um ein unendlich fragiles Gebilde handelte, das ohne seine schützende und nährende Umgebung nach zwei bis drei Wochen abstarb. Das war natürlich schlecht, denn für meine Forschungszwecke brauchte ich überlebensfähige, robuste Zellen, die den unzureichenden Bedingungen trotzen konnten, unter denen wir sie hielten. Was tun? Es blieb mir nichts anderes übrig, als Beharrlichkeit zu zeigen und meine Testreihe fortzusetzen – unverdrossen. Sie endete auch nicht, als ich Anfang 1971 Schweden in Richtung Deutschland verließ. Dort setzte ich das fort, was ich am »Karolinska Sjukhuset« begonnen hatte, denn ich wusste: Selbst wenn ich noch Jahre auf einen Erfolg warten müsste – irgendwann würde der Durchbruch kommen. Und er kam.

Darüber aber an anderer Stelle mehr – nun zurück ins Jahr 1969.

Im Wechsel der Jahreszeiten

Mit jedem Tag, den ich in Schweden zubrachte, weitete sich mein Wissenshorizont. Ich sammelte grundlegende Erfahrungen, vor allem bei der Anwendung der Strahlentherapie, die zusammen mit Chirurgie und Chemotherapie die drei Säulen der Onkologie bildet.

Aber auch im Labor war ich noch aktiv. Zusammen mit George Klein arbeitete ich weiterhin an der Frage, welche Rolle das Epstein-Barr-Virus bei der Entstehung von Lymphomen außerhalb Afrikas spielt. Hatte es auch bei der Bildung von Hodgkin-Tumoren »seine Finger im Spiel«? Eine Antwort auf diese Frage fand die Gruppe um George Klein und Bo Johannson erst 1974, als die feststellten, dass das EBV tatsächlich eine Rolle bei der Bildung der »Hodgkin's Disease« spielt. Die Untersuchungen meiner Kollegen ergaben, dass 50% bis 90% der Tumoren das EBV in sich tragen. Darüber hinaus müssen junge Menschen, die eine infektiöse Mononukleose durchgemacht haben, mit einem viermal höheren Risiko leben, später an Hodgkin's zu erkranken.

Im klinischen Bereich war Jerzy Einhorn so zufrieden mit meiner Arbeit, dass er mich sogar als Oberarzt für die Lymphom-Gruppe am Radiumhemmet vorsah.

Über einen Mangel an Beschäftigung konnte ich mich also nicht beklagen. Umso sorgfältiger achtete ich darauf, einen Ausgleich zur physisch und psychisch anspruchsvollen Arbeit zu finden. Meine Freizeit verbrachte ich mit meinen neuen Freunden. Ich spielte Tennis, segelte durch den Skärgarden, den Inselarchipel, der Stockholm wie ein Netz umgibt, und ritt bei Uplandsväsby durch die Wälder, immer auf der Hut vor den Trollen, vor denen meine einheimischen Kollegen mich gewarnt hatten. Ich kostete den kurzen skandinavischen Sommer aus, genoss aber auch den

Winter, den die Schweden mit ihrem legendären Sinn für Gemütlichkeit und Unmengen von Kerzen zu einem Erlebnis machen. Nach getaner Arbeit traf ich mich mit Freunden und Kollegen, um auf Langlaufskiern über die zugefrorenen Seen unweit des »Karolinska Sjukhuset« zu gleiten.

Nach der wilden, fordernden Ursprünglichkeit Afrikas führte mir die melancholische, fast sinnliche Schönheit Schwedens erneut die unermessliche Fantasie und Gestaltungskraft unseres Schöpfers vor Augen. Und so eroberte auch die bezaubernde Landschaft Schwedens einen festen Platz in meinem Herzen.

Nicht ganz so herzlich gestaltete sich meine Beziehung zum weiblichen Geschlecht vor Ort. Als Junggeselle hatte ich keine Not, Kontakt zu den bezaubernden Töchtern des Landes aufzunehmen, die ich bald als großartige Sportskameradinnen schätzte. Je näher ich sie aber kennenlernte, desto deutlicher merkte ich, wie fern ihnen meine Vorstellung lag, eine Familie zu gründen, Kinder in die Welt zu setzen und ein Leben lang zusammenzubleiben. Im Gegenteil, von der Bedeutung, die die Schweden ihrem Wunsch nach Unabhängigkeit zumessen, zeugt auch heute noch die hohe Scheidungsrate. Viele meiner Kolleginnen und Kollegen wussten ein Lied davon zu singen.

Auf mich, einen 34 Jahre alten Junggesellen, der humorvoll, kreativ und gesellig war, außerdem nicht ganz unansehnlich und immerhin stolzer Besitzer eines knallroten VW-Porsches, wirkte dieser Mangel an Perspektiven im privaten Bereich zunehmend ernüchternd. Nach knapp zwei Jahren in Stockholm fühlte ich mich allmählich einsam und unvollständig. Ja, ich musste mir eingestehen, dass ich mich nach Jahren der Wanderschaft nach einer festen Beziehung zu einem weiblichen Wesen sehnte, zu einer Frau, die in der Lage war, mich zu verstehen und mich zu ertragen. Die mit mir lachen, weinen und beten konnte und die ich glücklich machen durfte, auch als liebende Mutter meiner Kinder. Sicher spielte bei diesen Gedanken das Bild meiner geliebten Mutter eine Rolle, die mit ihren treuen Gebeten dafür einstand, dass der Faden, der mich mit Gott verband, nicht riss.

Und neben meiner Mutter gab es auch noch andere Menschen, die halfen, diesen Faden weiterzuspinnen. Das waren unter anderem Werburg und Klaus Doerr. Werburg, von den Familienmitgliedern nur Lala genannt, ist die jüngste der vier Schwestern meines Schwagers Peter von Wedemeyer. Die Doerrs lebten Anfang der 70er-Jahre in Isernhagen bei Hannover. Klaus, ein erfolgreicher Architekt, hatte dort »Im Hopfengarten« für sich, seine Schwiegermutter Ruth von Wedemeyer und ihre Schwester Spes Stahlberg zwei schöne Häuser errichtet. Die Adresse im Hopfengarten wurde eine feste Anlaufstelle für mich, eine wichtige Station auf dem Weg zu meiner Mutter nach Herborn, den ich ungefähr alle sechs Wochen antrat. In der Regel legte ich die Strecke zwischen der schwedischen und der niedersächsischen Hauptstadt nachts zurück, sodass ich rechtzeitig zum Frühstück in Isernhagen eintraf. Lala machte mir dann einen starken Kaffee, setzte sich zu mir und gab mir Gelegenheit, zu erzählen und mir das von der Seele zu reden, was mich beschäftigte und umtrieb. Die Stunden bei Lala und Klaus, die ihren Glauben ganz selbstverständlich und natürlich lebten, taten mir einfach nur gut.

Außerdem machte mir der Austausch mit Lala einen weiteren Mangel bewusst, der zunehmend an Bedeutung gewann. In dem durch und durch säkularisierten Schweden fehlte mir eine geistliche Gemeinschaft, in der ich meinen langsam versiegenden Glauben erneuern konnte. Mir fehlte der Austausch mit Christen und mich beunruhigte der Gedanke zutiefst, irgendwie abgeschnitten zu sein von Gott. Nach zwei Jahren Schweden fühlte ich mich wie der verlorene Sohn in der Bibel, der zwar noch nicht bei den Schweinen angekommen war, sich aber unendlich weit entfernt von seinem Vater fühlte.

Darüber hinaus fehlte mir auch das Musizieren. Ich hatte weder meine Geige nach Stockholm mitgenommen noch war ich in Kontakt zu anderen Musikbegeisterten gekommen. Die Sehnsucht nach meinem geliebten Streichinstrument wurde mit jedem Tag größer.

Und dann war da noch ein gehöriges Maß an Frustration, das

mich beschlich, als ich versuchte, meine tiefen und oft auch komplizierten Gedanken, meine Emotionen und Ansichten über religiöse oder politische Probleme in der schwedischen Sprache auszudrücken. So intensiv ich sie anfangs auch gebüffelt hatte, es war unvermeidbar, dass mein Wortschatz noch Lücken aufwies. Von Tag zu Tag ärgerte ich mich mehr über diese Defizite und merkte, dass mit der Begrenztheit der Sprache auch die Fülle und Tiefe meiner Gedanken versandete. Doch es war nicht nur die Erfahrung, trotz der freundlichen Aufnahme durch meine schwedische Umgebung letztendlich ein Fremder zu sein, es war auch die Sehnsucht nach meiner Familie, nach der eigenen Kultur, nach der Möglichkeit, sich gepflegt auszudrücken, nach der Sprache, die ich liebte – mit einem Wort: nach der Heimat.

Als das Laub an den Bäumen schon in herrlich bunten Farben leuchtete, wusste ich, dass sich meine Zeit in Schweden langsam ihrem Ende näherte. Ich verbrachte die Weihnachtszeit noch in Stockholm und ging wie gewohnt meiner Arbeit im Institut nach, packte aber insgeheim schon meine Koffer. Da ich meine Kollegen, die längst zu meinen Freunden geworden waren, weder vor den Kopf stoßen noch ihnen wehtun wollte, sagte ich nur einer alten, jüdischen Patientin Lebewohl, die mir sehr ans Herz gewachsen war. So sehr, dass ich sie, die an einem Knochentumor litt, zum Abschied so fest an mich drückte, dass ihr dabei zwei Rippen brachen. Sie verzieh mir, schenkte mir ein juristisches Fachbuch aus dem 16. Jahrhundert, vergoss ein paar Abschiedstränen und entließ mich mit einem wehmütigen Lächeln.

Wenige Tage später stand ich auf der Fähre nach Travemünde und nahm mir eins ganz fest vor: »Eines Tages kommst du nach Schweden zurück, um deinen Freunden deine frischgebackene Frau vorzustellen.«

Fränkisches Intermezzo

Im Frühjahr 1971 bezog ich ein Zimmer über dem virologischen Labor der Julius-Maximilians-Universität in Würzburg. Mit Professor Hartmann hatte ich vereinbart, dass ich die Stelle als Assistenzarzt in der Weiterbildung zum Internisten an der Medizinischen Hochschule Hannover erst Anfang des nächsten Jahres antreten würde. Das Dreivierteljahr, das mich von diesem Termin trennte, wollte ich nutzen, um meine Habilitation zu vollenden, für die ich bereits in Amerika, Afrika und Schweden umfangreiches Material gesammelt hatte. Auf Würzburg war meine Wahl gefallen, weil dort Harald zur Hausen forschte, der sich mittlerweile auch habilitiert hatte. Mit ihm verband mich seit Philadelphia eine enge Freundschaft. Er, den ich als Mentor sehr schätzte, hatte sich zu meiner Freude bereit erklärt, auch die Funktion des Tutors für meine Arbeit zu übernehmen. Nicht weniger froh war ich darüber, dass mir die Deutsche Forschungsgemeinschaft mit einem Stipendium unter die Arme griff. Der Titel meiner Habilitationsarbeit lautete: »Epstein-Barr-Virus in lymphoiden Zellen: Ein humanes Tumorvirus?«

Das halbe Jahr in der unterfränkischen Metropole war herrlich. Wir waren nicht nur ungeheuer produktiv, wir durchlebten auch eine ausgesprochen unbeschwerte und lustige Zeit. So manchen Abend setzten wir uns nach getaner Arbeit mit Professor Eberhard Wecker, dem Leiter der virologischen Abteilung, und weiteren Kolleginnen und Kollegen zusammen, leerten ein oder zwei Gläschen Frankenwein und lösten ganz nebenbei alle wissenschaftlichen, politischen und sozialen Probleme, die uns in den Sinn kamen.

Nicht ohne Bedauern sagte ich im Spätsommer der schönen Stadt am Main Lebewohl und zog weiter nach Hannover.

Aufbruchstimmung in Hannover

Einer meiner ersten Wege in der Medizinischen Hochschule Hannover führte mich in das Arbeitszimmer von Professor Hartmann. Fritz Hartmann war ein großartiger Arzt und ein weiser Mensch, ein Anthropologe. Ihm verdanke ich meine ethisch fundierte Einstellung zu dem, was ich als Arzt tat. Er überzeugte mich durch sein verantwortungsvolles Entscheiden und Handeln, er riet mir, stets im Auge zu behalten, dass eine Medizin ohne geisteswissenschaftliche Inspiration, ohne humanistische Bildung eine tote, technische Disziplin darstellt.

Frühmorgens kam er in die Klinik, suchte seine Patienten auf und hielt Vorlesungen. Dann ging er nach Hause und machte ein Mittagsschläfchen, um sich danach seinen philosophischen Studien zu widmen und Bücher zu schreiben. Auf diese Weise machte er aus einem Tag zwei. Fritz Hartmann war für mich sowohl menschlich als auch beruflich ein Vorbild.

Doch wo Licht ist, da ist auch Schatten. Und den warf Professor Poliwoda. Er war der Leiter der Abteilung für Hämatologie, der ich zugeteilt wurde. Hubert Poliwoda, ein Mann von geringer Körpergröße und gedrungener Statur, war eigentlich ein agiler Frohgeist, entwickelte aber mir gegenüber einen verhängnisvollen Hang zur Eifersucht. Die zeigte sich, wenn er mich zum wiederholten Male vor versammelter Mannschaft angriff und mir lautstark an den Kopf warf: »Herr Diehl, Ihre Onkologie ist nichts, nichts, nichts!«

Waren es meine Erfolge, die ihn reizten? Meine internationalen Kontakte? Beneidete er mich um meinen Auftrag, mit der Onkologie eine ganz neue, wichtige Abteilung aufzubauen? War es die Tatsache, dass ich für meine Zellforschung mehr Forschungsmittel von der Deutschen Forschungsgemeinschaft einwarb als er? Lag es daran, dass ich sehr viel häufiger zu internationalen Kongressen eingeladen wurde als er? Oder ärgerte es ihn einfach nur, dass wir uns figürlich wesentlich voneinander unterschieden?

Ich weiß nicht, was den Ausschlag gab, jedenfalls machte er mir das Leben mehr als schwer. Obwohl ich viele Privatpatienten behandelte, durfte ich keinen einzigen abrechnen. Das übernahm Poliwoda in seiner Eigenschaft als mein direkter Vorgesetzter. Der Löwenanteil wanderte in seine Schatulle, mir überließ er ab und zu zweihundert bis dreihundert D-Mark. Meine Versuche, eine Einigung mit ihm zu erzielen und zu einem halbwegs harmonischen Miteinander zu finden, scheiterten.

Ähnlich entmutigend verlief die Begegnung mit anderen Kollegen, die mir gleich zu Beginn meiner Tätigkeit einen etwas herben Empfang bereiteten. Die Medizinische Gesellschaft hatte mich eingeladen, im Oststadtkrankenhaus von Hannover einen Vortrag über meine Erfahrungen mit der Mononukleose zu halten. Im Anschluss an mein Referat kamen zwei Professoren auf mich zu, die teils herablassend, teils überraschend aggressiv versuchten, mir klarzumachen, wer in der »Szene« immer noch das Sagen hatte.

»Diehl, ich will Ihnen eins sagen: Seien Sie nicht zu brillant! Ich krieg Sie noch klein!«

Es war Professor Renner, der versuchte, mir mit diesem Spruch den Schneid abzukaufen. Lange hielt er diese Linie zwar nicht durch, das zeigt die Tatsache, dass mich mit ihm bald darauf eine herzliche Freundschaft verband. Doch was mir an diesem Abend zu denken gab, war der Umstand, dass ich das Wörtchen »brillant« schon einmal gehört hatte. Allerdings in einem diametral entgegengesetzten Sinn. Bob Beshar stand mir in diesem Zusammenhang vor Augen, der es ebenfalls benutzt hatte, und zwar anerkennend und respektvoll. Was für ein Gegensatz ...

So kurz diese Episode im Oststadtkrankenhaus auch war – sie warf ein bezeichnendes Licht auf das Klima, das den Medizinbetrieb in Deutschland Anfang der 70er-Jahre prägte. Es waren solche Erfahrungen, aber auch die ständigen Reibereien mit Poliwoda, die sich über Jahre hinzogen, meine Haare grau färbten und irgendwann chronische Magenbeschwerden verursachten.

Ich war hin- und hergerissen. Wäre es nicht besser, diesen Spannungen ein Ende zu bereiten, indem ich meine Fühler nach den kleineren Krankenhäusern in der Umgebung ausstreckte und dort eine ganz normale Chefarztstelle anstrebte?

Aber was würde dann aus der Aufgabe, die Hartmann mir anvertraut hatte? Was würde aus dem Vorhaben, eine internistische Onkologie aufzubauen? Sollte mein Aufenthalt in Schweden umsonst gewesen sein, wo ich so viele wertvolle Erfahrungen hatte sammeln können? Sollte ich meine wissenschaftlichen, molekularbiologischen und zytogenetischen Kenntnisse für mich behalten und meine wertvollen Verbindungen zu den amerikanischen Onkologen einschlafen lassen?

Nein, das konnte nicht die Lösung sein. Wahrscheinlich war jetzt einfach Durchhalten angesagt. Allerdings – wenn der Kampf gegen den Krebs einen Preis in dieser Höhe erforderte, dann wollte ich ihn auch mit aller Kraft und Zähigkeit führen, konsequent alle Register ziehen, die mir zur Verfügung standen.

Und das waren zu der Zeit noch nicht viele. Das Angebot an Behandlungsmethoden war in Deutschland noch sehr überschaubar. Über Jahre hinweg behauptete die Strahlentherapie ihre unumstrittene Monopolstellung. Es hatte sich zwar längst herumgesprochen, dass es mittlerweile auch Medikamente gab, die das Tumorwachstum bremsten, doch die Medizinwissenschaft der Bundesrepublik verschloss sich bis in die frühen 70er-Jahre hinein der internationalen Entwicklung. Wollten sich Ärzte mit den Möglichkeiten auseinandersetzen, die die Chemotherapie bot, dann mussten sie auf Studienergebnisse zurückgreifen, die im Ausland erzielt worden waren.

Das war aber gar nicht so leicht, denn einer umfassenden internationalen Zusammenarbeit standen die starren Strukturen entgegen, die noch aus Kaisers Zeiten stammten und die Arbeit an den medizinischen Fakultäten deutscher Universitäten nach wie vor prägten.

Universitäten waren isolierte Burgen des Forschens und die Professoren herrschten wie Burgherren. Sie waren die Architekten ihrer eigenen Lehrgebäude, bestimmten, was richtig und was falsch war, gründeten ihre eigenen Schulen und sammelten fleißig Schüler um sich, die ihnen treu ergeben waren. Nach außen hin standen sie im Wettstreit der Eitelkeiten mit den »Eminenzen« anderer Universitäten. Und so galt im deutschen Medizinbetrieb die Regel »Eminenz vor Evidenz«, das heißt, Maßstäbe setzten die Lehrsätze der Wissenschaftler vor Ort, nicht die Erfahrungswerte, die der Herr einer anderen Burg – ein Kollege an anderer Stelle – gesammelt hatte. Man war es nicht gewohnt, sich mit anderen Instituten, Institutionen und Unternehmen abzustimmen, und schon gar nicht, auf deren Erkenntnisse zurückzugreifen. Dementsprechend war man auch skeptisch gegenüber Forschungsergebnissen, die die Ärzte in den USA präsentierten. Universitäten übergreifende, umfassende klinische Studien, die andernorts längst ein wichtiger Bestandteil der medizinischen Forschung waren, wurden in Deutschland nicht durchgeführt. Und das damit verbundene Verfahren der Randomisierung galt vielen Medizinern gar als Teufelszeug. Dabei stellte die zufällige Zuteilung von Patienten auf verschiedene Therapieverfahren mit anschließender sorgfältiger Auswertung einen Meilenstein in der Entwicklung moderner Heilungskonzepte dar.

Diese Denkweise bremste natürlich auch die Entwicklung der internistischen Onkologie, die auf einen Informationsfluss dieser Art angewiesen war. Umso intensiver pflegten wir jüngeren Mediziner, von denen ein großer Teil seine Ausbildung im Ausland erhalten hatte, unsere Kontakte in die USA, nach England und nach Frankreich und griffen auf die Erfahrungen zurück, die wir dort gesammelt hatten.

Umso dankbarer nutzten wir auch die Fortbildungsangebote der Pharmaindustrie. Die Forschungsabteilungen dieser international tätigen Unternehmen hatten ganz neue Zytostatika entwickelt, Mittel, die das Zellwachstum verlangsamten oder stoppten. Natürlich war ihr Interesse groß, für diese Innovationen einen breiten Markt zu erschließen. Sie wandten sich also auch in Deutschland an die neue Medizinergeneration, an Ärzte, die sich mit der Onkologie beschäftigten, und organisierten fleißig Einführungsseminare.

Das war auch für mich eine reelle Chance. Natürlich wollte ich dabei sein, wenn sich junge Assistenzärzte daranmachten, Hand in Hand mit den Arzneimittelherstellern die internistische Onkologie in Deutschland aufzubauen.

Da war zum Beispiel Dietmar Preding, ein Mitarbeiter der amerikanischen Firma *Eli Lilly and Company*, heute einer der wertvollsten Pharmakonzerne weltweit. Zusammen mit ihm und meinem Kollegen Hans-Jochen Illiger brachte ich ein Kompendium für Onkologen auf den Weg. Die sogenannte »Therapiefibel Lilly« bot wertvolle Hinweise rund um das Thema Krebstherapie, die von der sachgemäßen Anwendung unterschiedlicher Zytostatika bis zum Verzeichnis onkologischer Beratungsstellen reichten. Sie wurde die Basis für das »Kompendium Internistische Onkologie«, das Standardwerk der Onkologie in Deutschland, das Jahre später von Joachim Schmoll, einem meiner Mitarbeiter in Hannover, herausgegeben wurde.

Zusammen mit Illiger und Preding organisierte ich auch das erste große Onkologische Symposium in Frankfurt, das einen Meilenstein auf dem Weg der internistischen Onkologie in Deutschland darstellte.

Die ersten Schritte waren also getan, mehr und mehr machte sich Aufbruchstimmung breit unter den Medizinern, die sich dem Kampf gegen eine Geißel der Menschheit verschrieben hatten: den Krebs.

Der Durchbruch

Ja, ich war in Aufbruchstimmung, und das nicht nur in beruflicher Hinsicht. Ich hatte seit dem Jahreswechsel 1971/1972 einen neuen Lebensmittelpunkt, neue Kollegen, neue Perspektiven – jetzt war es an der Zeit, auch mein Verhältnis zu Gott in Ordnung zu bringen. Impulse, diesen Schritt zu tun, gab es mittlerweile genug.

Da waren die Herausforderungen – positive wie negative –, die in der neuen Situation so zahlreich auf mich einstürmten, dass mir bewusst wurde, wie dringend ich einen Zufluchtsort, einen Halt, eine Kraftquelle benötigte.

Da war das Gefühl der Heimatlosigkeit, das mich in Schweden zunehmend bedrückt hatte. Nicht nur in geografischer Hinsicht hatte ich mich entwurzelt gefühlt, auch die Sehnsucht nach einem geistlichen Zuhause, die mich seinerzeit nach Caux zur »Moralischen Aufrüstung« geführt hatte, war wieder erwacht.

Da war aber auch die enge Freundschaft mit Lala und Klaus, die mir in der neuen Umgebung einen Fixpunkt boten, einen Familienanschluss und die Gelegenheit, meinen Glauben auf eine neue Grundlage zu stellen. Sie waren es nämlich, die mich an der Hand nahmen und in den »Marburger Kreis« einführten. Damit dienten sie als Wegbereiter für den zentralen Kairos meines Lebens, der mir endlich, endlich eine geistliche Heimat, eine Richtung und ein Ziel gab. Ja, sie waren Schrittmacher für einen Kairos, der wie von langer Hand vorbereitet schien. Es konnte doch kein Zufall sein, dass man von meiner neuen Wohnung am Eiermarkt in Großburgwedel nur eine Viertelstunde brauchte, um nach Anderten zu kommen, wo Arthur Richter wohnte, der Gründer und Geschäftsführer des »Marburger Kreises«, den ich 1965 auf der Bissendorfer Tagung kennengelernt hatte. Nun, sieben Jahre später, spielte er eine wichtige Rolle für die Neuausrichtung meines Lebens. In seinem Haus am Passargeweg fanden regelmäßig Hauskreise statt. An diesen Treffen, die dem Austausch, der gemeinsamen Bibellese und dem Gebet dienten, nahmen auch Lala und Klaus teil. Sie luden mich eines Tages ein, sie dorthin zu begleiten, und so habe ich es ihnen zu verdanken, dass ich wieder in Kontakt zu Arthur Richter kam. Und das trug bald Früchte. Er stand sozusagen Pate bei meiner Wiedergeburt, indem er mir eine umfassende Beichte abnahm. Das war ein faszinierender Akt umfassender Befreiung. So viel Belastendes, Unrühmliches und Schweres hatte sich in den 34 Jahren angesammelt, die ich nun schon auf der Welt war, dass ich spürte, wie mir eine Tonnenlast von den Schultern genommen wurde, als Richter mir schließlich die Vergebung meiner Sünden zusprach. Im Gebet lud ich Jesus ein, in meinem künftigen Leben die Führung zu übernehmen.

Diese starke Erfahrung überzeugte mich ein für alle Mal von der Kraft, die die Beichte, eine besondere Art von Seelenhygiene, im Leben eines Menschen entfalten kann, wenn er sie konsequent umsetzt.

Genauso wichtig wurde mir ein weiterer Punkt, auf den die Mitglieder des »Marburger Kreises« Wert legen. Es ist der Gedanke, dass eine verbindliche Nachfolge Christi nur in einer Gemeinschaft gelebt werden kann, in der alle Mitglieder konsequent ihren Glauben leben, sich austauschen und Seelsorge erfahren. In Raimar Kock, einem erfahrenen Seelsorger des »Marburger Kreises«, fand ich eine solche Stütze, die mir mit den Jahren unverzichtbar wurde. Vor ihm konnte ich meine Fragen und Sorgen ausbreiten, er stand mir mit Rat, Tat und manchmal auch mit der einen oder anderen Weisung zur Seite. Die Gemeinschaft der Gläubigen war nach Richters Auffassung auch der Ort, an dem Nächstenliebe ganz konkret in die Tat umgesetzt werden konnte. Er legte Wert auf Authentizität, darauf, dass Wort und Tat nicht auseinanderfallen.

Besondere Bedeutung sollte für mich die Praxis der »Stillen Zeit« bekommen, die im Tagesablauf der Mitglieder des »Marburger Kreises« einen prominenten Platz einnimmt. Die morgendliche Andacht, die das Lesen der Herrnhuter Losungen und das bewusste Hören auf Gott umfasste, wurde mir zu einer Quelle der Kraft und der Orientierung in allen Höhen und Tiefen, die der harte Klinikalltag mit sich brachte. Ein Segen, der beileibe keine Selbstverständlichkeit war. Im Gegenteil. Es ist ein offenes Geheimnis, dass nicht alle Onkologen mit dem Ringen, Leiden und Sterben, das sie täglich umgibt, zurechtkommen. Alkoholmissbrauch, Drogensucht und eine erhöhte Suizidrate unter den Medizinern in diesem Bereich sprechen eine deutliche Sprache.

Umso dankbarer bin ich heute, dass ich in den Krisensituationen meiner Laufbahn, die auch nach meiner Hinwendung zum Glauben noch in ausreichender Menge folgen sollten, Gottes Nähe, Trost und Hilfe erfahren durfte.

Antje

Mit Lala und Klaus verbanden mich aber nicht nur spirituelle Themen. Umschwärmt von ihren vier Töchtern, gefordert von ihren zwei Jungs, ging ich »Im Hopfengarten« ein und aus. Mit Klaus Doerr und Dres Studer, einem Freund aus Grindelwald in der Schweiz, unternahm ich einen wunderschönen Segeltörn durch den paradiesischen Schärengarten vor der Küste Schwedens. Lalas Sorge dagegen galt weniger meiner sportlichen Auslastung, ihr Sinn war eher darauf gerichtet, mich endlich in feste Hände zu übergeben.

In diesem Bemühen wurde sie nur noch von Ruth von Wedemeyer, ihrer Mutter, übertroffen. Die hatte mir ja auf der Hochzeit von Heidi und Peter ein Versprechen gegeben: »Volker, wart's ab, dich kriege ich auch noch unter die Haube!« Jetzt, acht Jahre später, trat sie in Aktion, wild entschlossen, dieser Verheißung Taten folgen zu lassen. Das blieb mir natürlich nicht lange verborgen.

Ein fester Bestandteil meiner Integration in die Familie meines Schwagers war das Donnerstagabend-Dinner bei »Tante Ruth«. Für gewöhnlich saßen wir uns geschmackvoll gekleidet an einer stilvoll gedeckten, längeren Tafel gegenüber und unterhielten uns ebenso locker wie angeregt über Gott und die Welt. Dass ab und zu auch nette junge Damen zu unserer »Tafelrunde« dazustießen, irritierte mich kaum. Ich wusste die gute Absicht durchaus zu schätzen, die hinter diesen Manövern steckte. Allerdings waren die Reize, Vorlieben und Ansprüche, die die Aspirantinnen im Lauf der Gespräche offenbarten, weit entfernt von dem, was ich mir unter einer Frau fürs Leben vorstellte.

Und so war es jedes Mal ein Kunststück, meiner Gastgeberin höflich, aber bestimmt klarzumachen, dass kein Grund zur Torschlusspanik bestand und dass ich mit meiner wissenschaftlichen

Arbeit ohnehin ausgelastet sei. Immer wieder versicherte ich ihr, dass die Zeit, auf Brautschau zu gehen, in meinen Augen noch nicht gekommen sei.

Aber sie ließ nicht locker. Im Gegenteil, jedes Rendezvous war Teil eines generalstabsmäßig geplanten Feldzugs. Das wurde mir eines Tages klar, als ich sah, wie sie zum wiederholten Male ihren Teller lupfte, um einen verstohlenen Blick darunter zu werfen. Mein Misstrauen war geweckt. Als sie sich kurz in der Küche zu schaffen machte, sprang ich ans andere Ende des Tisches, hob den Teller an und sah, was sie vor mir zu verbergen suchte: Da lag ein Zettel, auf dem die 16 guten und schlechten Eigenschaften der Kandidatin aufgelistet waren, die sie mir als Nächste vorstellen wollte.

Einmal mehr wurde mir klar, wie unbeirrbar sie auf das Ziel hinarbeitete, mich »an die Frau« zu bringen. Umso erleichterter war ich, wenn ich mich nach dem Aperitif für das gute Essen bedanken und den Rückzug antreten konnte. Flugs ging es dann durch die Tapetentür ins Nebenzimmer, wo ich bereits von Tante Pessy erwartet wurde. Spes Stahlberg, die ältere Schwester von Tante Ruth, hielt in der Regel meine Geige schon parat. Den Fangstricken weiblicher Verkupplungskünste noch einmal entkommen, spielte ich nun umso inbrünstiger auf. Zusammen mit Pessy, einer 83-jährigen Dame, die einst eine große Pianistin gewesen war und erst drei Jahre zuvor auf Bratsche umgesattelt hatte, ließ ich ein Mozart-Duett nach dem anderen erklingen, manchmal bis tief in die Nacht.

Doch all meine kleinen Fluchten konnten nicht darüber hinwegtäuschen, wer am Ende siegreich aus unserem Katz- und Maus-Spiel hervorgehen würde. »Tante Ruth« war eine willensstarke Frau. Abgesehen von Naturkatastrophen gab es nichts, was sie von ihrem Weg abbringen konnte. Und diese Eigenschaft wurde mir eines Tages zum Segen. Das Ganze hatte allerdings ein etwas skurriles Vorspiel.

Es trug sich an einem eisigen Januarmorgen des Jahres 1974 zu. Ich saß am Schreibtisch in der Ambulanz, vor mir lag eine

Krankenakte und dahinter, auf einer Liege, der betreffende, weitgehend entkleidete Patient. Da klingelte das Telefon.

»Hier ist Tante Ruth. Ich habe jetzt die richtige Frau für dich. Sie hat allerdings einen Fehler.«

Etwas irritiert darüber, dass ich diese Information ausgerechnet jetzt bekam, meinte ich nur: »Entschuldige, Tante Ruth, ich kann jetzt nicht sprechen. Aber – was ist denn das für ein Fehler?«

»Sie hat ein Kind«

»Nun ja, Tante Ruth, das kann jedem mal passieren. Doch jetzt – verzeih mir – muss ich mich wirklich um meine Patienten kümmern.«

Nächster Morgen, nächste Sprechstunde, nächster Patient. Und wieder klingelte das Telefon.

»Hier ist Tante Ruth. Sie hat zwei Fehler. Sie hat zwei Kinder ...«

Nun war ich sauer: »Tante Ruth, vergiss das, ich bin Kliniker und Wissenschaftler und habe für so etwas wahrhaftig keine Zeit!«

Unwirsch legte ich auf.

Nächster Morgen, nächste Sprechstunde, nächster Anruf.

»Sie hat drei Fehler!«

Mich packte der Zorn.

»Jetzt ist aber Schluss. Ich lege auf.«

Bevor ich den Hörer auf die Gabel knallen konnte, hörte ich das Säuseln einer zarten Stimme, die so gar nichts mit dem strengen Tonfall einer preußischen Gutsbesitzerin gemein hatte.

»Aber Volker, du bist doch mein Hausarzt. Komm doch bitte am Sonntagnachmittag vorbei, sei so lieb, ja? Ich habe Frau Morad mit ihren Kindern auch eingeladen!«

Der Rest ist Geschichte. Anfang Februar sahen wir uns bei Tante Ruth das erste Mal. Wir begrüßten uns höflich, tranken Kaffee und plauderten über dies und das. Ich war beeindruckt. Diese Frau hob sich in allen Belangen so weit ab von den weiblichen Wesen, die ich bis dato kennengelernt hatte, dass ich zum ersten Mal kein Bedürfnis verspürte, durch die Tapetentür zu verschwinden. Ein Reigen von Fragen schoss mir durch den Kopf. War das der Mensch, an dessen Seite ich den Rest meiner Tage verbringen könnte? Würde der Volker, der die ersten 36 Jahre seines Lebens frei wie der Vogel im Wind verbracht hatte, in der Lage sein, sich in eine Familie einzuordnen, die dann fünf Köpfe umfasste? Würde es mir gelingen, einen Draht zu Markus, Katharina und Johannes zu finden, ihren Kindern? Immerhin spürte ich, dass die beiden Jungs und das Mädchen alles andere als blasse, kleine Stubenhocker waren. Und last, but not least – teilte diese Frau, deren Äußeres mich schon so für sie eingenommen hatte – auch den Glauben, den ich vor Kurzem erst für mich wiederentdeckt hatte?

Mir war klar, dass Tante Ruth jede dieser Fragen mit einem eindeutigen »Ja natürlich!« beantworten würde. Sie hatte Antje in ihrer Kirchengemeinde in Anderten kennen- und schätzen gelernt. Auch an den »Fontane-Abenden«, zu denen Ruth von Wedemeyer nicht nur Literaturfreunde in ihr Haus »Im Hopfengarten« einlud, nahm Antje regelmäßig teil. Als passionierte Lehrerin hatte sie nach der Scheidung von ihrem ersten Mann, einem Ägypter, in diesen Begegnungsabenden eine willkommene Abwechslung gefunden.

Die Wintersonne war längst untergegangen, als ich mich von Frau Morad verabschiedete, Tante Ruth Adieu sagte und nach Hause fuhr in meine Wohnung am Eiermarkt in Großburgwedel.

Immer neue Fragen purzelten mir durch den Kopf. Irgendwann beschloss ich, mir ein, zwei Wochen Bedenkzeit zu nehmen. Mein Zögern aber rief erneut Tante Ruth auf den Plan.

»Mein lieber Volker, darf ich dich darauf hinweisen, dass du beileibe nicht der Einzige bist, der Gefallen an dieser Frau gefunden hat? Es gibt da unter anderem einen Arzt, der ihr sogar in den Urlaub nachreist. Also bitte ...«

Aufgewühlt und etwas durcheinander griff ich zum Hörer und rief meine Schwester Heidi an, um ihr den Stand der Dinge zu schildern und ihren Rat einzuholen.

»Das könnte tatsächlich die Richtige sein, allerdings habe ich kaum Erfahrung im Umgang mit Kindern. Was würdest du an meiner Stelle machen?«

»Ganz einfach, du lädst sie zum Essen ein. Ihr geht irgendwo hin, wo es gemütlich ist, redet miteinander und seht, was dabei herauskommt!«

Nun, warum nicht? Ich suchte mir für mein Vorhaben die »Alte Mühle« im Hermann-Löns-Park aus, einen idyllisch gelegenen Landgasthof, der genau die richtige Mischung aus gehobenem Niveau und Romantik aufwies. Das war auch nötig, immerhin galt es, bei Antje eine leichte Verstimmung auszuräumen. Ihre Begeisterung für meine Person hatte nämlich einen Dämpfer bekommen, nachdem ihr klar geworden war, welchen Zweck Tante Ruth mit ihrer Einladung eigentlich verfolgt hatte.

Um eine lange Geschichte kurz zu machen – das Komplott war längst vergessen. Der Abend wurde zum Auftakt einer 42-jährigen glücklichen Zweisamkeit und einer von Gott gesegneten Ehe.

Licht und Schatten

Drei Monate danach, im März des Jahres 1974, feierten wir bei meiner Mutter in Herborn Verlobung.

Bevor wir Anfang Juli vor den Traualtar traten, versammelten wir die Kinder in der Küche. Dort, wo immer die wichtigsten Gespräche stattfinden, fragten wir sie, ob sie damit einverstanden wären, dass ihre Mama den Mann heiratet, den sie bislang »Onkel Volker« genannt hatten.

Die Antwort der beiden Jungs kam prompt. »Au ja, dann haben wir endlich wieder einen Papa!«

Katharina aber war still. Sie dachte eine Weile nach und sagte dann: »Ich sehe, dass ihr euch lieb habt. Aber Mama und Ali hatten sich am Anfang genauso lieb und dann haben sie sich doch getrennt. Was ist, wenn auch ihr euch irgendwann nicht mehr lieb habt? Wenn auch ihr euch wieder trennt? Das wäre schlimm!«

Es war offenkundig, wie sehr ihre Erlebnisse sie noch quälten, die mit der Trennung der Eltern verbunden waren. Als die Ehe zerbrach, war sie gerade mal vier Jahre alt gewesen. Die Bedenken der für ihr Alter ungewöhnlich reifen Zehnjährigen waren also absolut nachvollziehbar.

Antje strich ihr über den Kopf und meinte: »Bei Onkel Volker und mir ist das etwas anderes. Wir glauben beide fest an Gott. Und wenn wir diese Ehe mit ihm in unserer Mitte führen, dann haben wir ein Fundament, auf dem die Beziehung gelingen kann.«

Katharina nickte nachdenklich, doch es gab noch eine andere Sorge, die sie drückte.

»Und außerdem kann es ja sein«, fuhr sie fort, »dass ihr noch eigene Kinder kriegt. Vielleicht hat Onkel Volker die dann lieber als uns ...«

Nun war es an mir, ihr zu antworten. Ich sagte: »Katharina, ich verspreche dir, dass ich euch genauso lieb haben werde wie eigene Kinder, da brauchst du dir keine Sorgen zu machen!«

Dass ich es mit meinem Versprechen ernst meinte, muss Katharina gespürt haben, denn sie äußerte keine weiteren Bedenken und fasste von Tag zu Tag mehr Zutrauen zu mir.

Am 6. Juli 1974 war es dann so weit. In der St.-Martin-Kirche in Anderten gaben wir uns das Jawort. Ein Anlass, der es wert war, gleich zweimal gefeiert zu werden. Zuerst vor Ort, dann in dem romantischen Schlösschen bei Stuttgart, das meine Schwester Ortrud mit ihrer Familie bewohnte. Hier fanden wir mehr als genug Platz, um unseren großen Freundeskreis unterzubringen.

Zwei Schritte, die wir gleich nach der Hochzeit unternahmen, bildeten eine wichtige Grundlage für unser künftiges Familienleben. Zunächst leitete ich Maßnahmen ein, die nötig waren, um Markus, Katharina und Johannes adoptieren zu können. Das war mir sehr wichtig, weil ich damit signalisierte, dass ich die drei genauso lieb haben wollte wie ein leiblicher Vater und dass ich meine Aufgaben als zuverlässiger Versorger und sorgfältiger Erzieher ernst nahm.

Und dann gab Antje ihren Beruf als Volksschullehrerin auf, den sie neunzehn Jahre lang mit Freude und Leidenschaft ausgeübt hatte. Sieben schwere Ehejahre und eine anstrengende Zeit als Alleinversorgerin waren überstanden, nun wollte sie sich ganz den Kindern widmen – obwohl ihre Schüler, deren Eltern und das Schulamt sie nur ungern ziehen ließen.

Einer der wichtigsten Gründe dafür, dass wir uns so schnell füreinander entschieden hatten, war das Wissen, dass unser gemeinsamer Glaube eine feste Basis bildete, von der aus die Herausforderungen des Alltags besser zu bewältigen waren. Und das waren nicht wenige. Von Anfang an war uns beiden klar, dass das Aneinandergewöhnen kein Kinderspiel werden würde.

Ein langjähriger Single wie ich musste auf einmal jede Mark durch fünf teilen und im Trubel eines fünfköpfigen Haushalts mein inneres Gleichgewicht finden. Ich hatte mich den demokratisch festgelegten Regularien der morgendlichen Badezimmerbenutzung zu beugen und durfte ganz neu das Wörtchen *Rücksichtnahme* durchbuchstabieren.

Während sich mein Kontakt zu Katharina erfreulich ruhig und behutsam entwickelte, rumpelte es bei Markus und Johannes doch etwas lauter. Ihnen fiel es nicht leicht zu akzeptieren, dass zu der einen Autoritätsperson nun eine zweite gekommen war, und dann auch noch ein starker Mann, der durchaus laut schimpfen konnte. Mag sein, dass sich in beiden Jungs ihre ägyptischen Gene meldeten, die nach Autonomie strebten und dementsprechend Widerstand leisteten. War das unbequeme »Joch« der Schule nicht schon genug, kam jetzt auch noch der »neue Papa« dazu – eine richtige Herausforderung.

Ich erinnere mich an einen Nachmittag, an dem der achtjährige Johannes den Ehrgeiz entwickelte, seinen Fußball so oft und so wuchtig gegen eine Glastür zu treten, dass ihre Verwandlung in einen Haufen Splitter nur noch eine Frage der Zeit war. Und so wie das runde Leder immer schneller gegen die Tür hämmerte, beschleunigte sich auch mein Puls. Irgendwann war das Maß voll und ich zeigte dem kleinen Mittelstürmer die Gelbe Karte. Obwohl ich meine Ermahnung »Johannes, hör auf, sonst gibt es einen Klaps auf den Hintern!« in der passenden Lautstärke vorgetragen hatte, verfehlte sie vollkommen ihre Wirkung, ja sie schien ihn vielmehr zu stimulieren, noch mehr Wumm in seine Schüsse zu legen. Wütend und ratlos wandte ich mich an Antje.

»Was soll ich machen?«

Die Antwort meiner Frau kam ruhig und sachlich. »Nun, was du angekündigt hast, musst du jetzt auch machen!«

Sie hatte recht. Um nicht das Gesicht vor den Kindern zu verlieren, musste ich wohl oder übel zur Tat schreiten. Doch unter den Klapsen, die ich Johannes auf den Po gab, litt ich wahrscheinlich mehr als der kleine Missetäter.

Jetzt hast du es dir mit Johannes auf immer und ewig verdorben!, schoss es mir durch den Kopf, während ich im Anschluss an die Strafmaßnahme geknickt in mein Zimmer trottete.

Wie falsch ich mit dieser Annahme lag, zeigte sich eine Stunde später, als ich mit Antje zusammen in das Zimmer unseres Jüngsten ging, um nach dem Stand der Dinge zu sehen. Da lag der kleine Pittiplatsch bäuchlings auf dem Boden und malte stillvergnügt eine große gelbe Sonne und einen weiten blauen Himmel darüber. Als Antje ihn fragte: »Was malst du denn da?«, meinte er fröhlich: »Eine große Sonne am Himmel für Vati!«

Auch die Pubertät der beiden Jungs blieb nicht ohne Krisen. Doch obwohl wir uns manch hartes Wortgefecht lieferten und nicht jede Diskussion ohne Tränen ablief, fanden wir immer wieder die Kraft zur Versöhnung. Und das so nachhaltig, dass uns heute eine Beziehung verbindet, die enger und liebevoller nicht sein könnte, auch nicht die von genetisch miteinander verwandten Familienmitgliedern.

Katharina ist heute mit Leib und Seele Krankenschwester und Markus und Johannes sind in der IT-Branche als Kommunikationsmanager tätig – glücklich und erfolgreich.

Und wie ging es Antje damals mit ihrer neu gegründeten Familie? Meine Frau, deren erster Mann schon bald nach ihrer Hochzeit fremdgegangen war, musste nach dem Trauma dieses Vertrauensbruchs erst wieder lernen, auf einen Partner zu bauen. Ohne ihr festes Gottvertrauen hätte sie die Ehetragödie, die hinter ihr lag, nicht sieben Jahre lang durchstehen können. Auch nicht die Endphase des Dramas, als Ali ankündigte, dass er beabsichtige, nach Ägypten zu gehen und die Kinder mitzunehmen. Und schon gar nicht die Tage in dem Kloster, in dem sie sich daraufhin mit den Kindern versteckte, während ihr Vater Maßnahmen einleitete, die den Scheidungsprozess in Gang setzten.

In der Anfangsphase unserer »Instant«-familie, wie sie mein Freund Harald zur Hausen augenzwinkernd bezeichnete, floss verständlicherweise so manche Träne. Ich war gefordert, ein Maximum an Sensibilität aufzubringen, wenn es darum ging, Antje aufzufangen. In nächtelangen Gesprächen arbeiteten wir die Vergangenheit auf. Halt und Hilfe fanden wir bei unseren Freunden aus dem »Marburger Kreis« und unseren Seelsorgern.

Doch es war nicht nur die Vergangenheit, die es zu bewältigen galt, auch unser gemeinsames Leben als Familie wollte organisiert und gestaltet werden. Dabei half uns ein Ritual, das wir gleich nach der Hochzeit eingeführt hatten. Es war die morgendliche Stille Zeit, die wir alle fünf gemeinsam hielten. Wir einigten uns darauf, dass man nur das sagen und vorlesen durfte, was man zuvor schweigend aufgeschrieben hatte – eine Praxis, die sich sehr bewährte, weil sie Stimmen und Temperamente dämpfte und den einen oder anderen Konflikt auflöste, bevor er an Schärfe zunehmen konnte.

Trotzdem blieben uns auch schwierige Phasen in diesem Kennenlernprozess nicht erspart. Allerdings waren es gerade diese Zeiten, in denen ich Antje in ihrer menschlichen Größe und Klugheit kennenlernte, in denen mich ihr tiefer Glaube inspirierte. Ihr felsenfestes Vertrauen auf ihren Schöpfer, der sie, wie sie sagte, noch nie enttäuscht hatte, wurde auch mir zum Ansporn. Gott, meinte sie, habe ihr immer zur rechten Zeit das gegeben, was sie zum Überleben brauchte. Und das war nicht viel, weil sie bescheiden lebte, hart arbeitete und sich nicht in Selbstmitleid verzehrte. Es war nicht nur Liebe, die mich mit Antje verband, ich empfand auch eine große Hochachtung vor dieser Frau, die komplizierte Sachzusammenhänge sofort durchschaute, pragmatisch plante und konsequent handelte. Mich faszinierten ihre intellektuelle Auffassungsgabe und ihr phänomenales Gedächtnis. Egal, ob es um philosophische Gedanken, belletristische Literatur oder wissenschaftliche Abhandlungen ging – sie erfasste und verinnerlichte den Inhalt. Stundenlang konnte sie Gedichte von Rilke, Eichendorff und Goethe wiedergeben, die sie in ihrer Jugend gelernt hatte, genauso problemlos zitierte sie aus wissenschaftlichen Vorträgen. Namen oder Gesichter der Vortragenden waren dagegen Schall und Rauch für sie. Immer wieder meinte sie lachend, dass sie als Zeugin in einem Kriminalfall wohl kaum zu gebrauchen wäre. Deswegen passierte es auch hin und wieder, dass sie in ein fremdes Auto einstieg und sich dann mit den nervösen Reaktionen der überraschten Besitzer auseinandersetzen musste.

Antje wurde mein großes Glück, meine geliebte Frau, die mich trug, beschützte, aufbaute und nötigenfalls zurechtrüttelte, wenn ich mal ganz danebenlag.

Dementsprechend angespannt war ich, als Antje sich 1976 einer gynäkologischen Operation unterziehen musste, bei der sie viele Bluttransfusionen erhielt. Meine Sorge war nicht unberechtigt, denn damals war das Risiko noch ziemlich hoch, dass bei solchen Eingriffen mit dem Blut auch Hepatitisviren übertragen wurden. Und genau das war bei Antje der Fall. Besonders heimtückisch an dieser Krankheit ist der Umstand, dass das Virus die Leber infiziert, der Betroffene aber jahrzehntelang symptomfrei bleibt, sodass sich langsam und unbemerkt eine Leberzirrhose und im schlimmsten Fall sogar ein Leberzellkarzinom entwickeln kann.

Da Antje aber über eine enorme Energie verfügte und stets eine bemerkenswerte Vitalität an den Tag legte, blieb der hinterhältige Schwelbrand in ihrer Leber lange unbemerkt. Gemeinsam mit mir baute sie im Lauf der Zeit fünf jahrhundertealte, dringend renovierungsbedürftige Häuser aus und engagierte sich jahrelang intensiv in der Russlandhilfe, bis man im Jahr 2004 bei einer Routineuntersuchung die Hepatitis-C-Antikörper in ihrem Blut entdeckte und eine beginnende Leberzirrhose diagnostizierte.

Nun war ich als Arzt gefordert. Wie wir gemeinsam um Antjes Gesundheit kämpften, schildere ich in einem eigenen Kapitel.

»Ich segne Hubert Poliwoda«

1977, ein Jahr nach Antjes Operation, wurde meine Habilitation anerkannt, die ich mit meiner Schrift »Epstein-Barr virus (EBV) in lymphoid cells: A human tumor virus?« beantragt hatte, zunächst im Bereich internistische Onkologie, später auch im Fach innere Medizin.

Für eine Übergangszeit von etwa einem Jahr war ich als Privatdozent an der Medizinischen Hochschule Hannover tätig, dann wurde ich zum C3-Professor ernannt. Damit verbunden war die Leitung der »Arbeitsgruppe Internistische Onkologie«. In die Freude über diese Beförderung mischte sich allerdings ein Wermutstropfen. Als C3-Professor hatte man mich Hubert Poliwoda zwar gleichgestellt, in seiner Funktion als Abteilungsleiter im Bereich Hämatologie war er aber mein Vorgesetzter. Und als dieser achtete er eifersüchtig darauf, dass mir mein Karriereschritt nicht zu Kopf stieg. Je mehr Erfolg ich in Klinik und Labor hatte, desto nachdrücklicher versicherte er mir bei jeder sich bietenden Gelegenheit, dass »meine« Onkologie »nichts, nichts, NICHTS!« sei. – Man erinnert sich ...

Die Auseinandersetzungen mit Poliwoda kosteten mich so viel Kraft und Nerven, dass ich mich ab einem gewissen Zeitpunkt nicht mehr in der Lage sah, das Versprechen einzulösen, das ich Fritz Hartmann, unserem Chef, gegeben hatte. Der Plan, eine internistische Onkologie aufzubauen, stand mehr und mehr auf der Kippe, endgültig aber ab dem Zeitpunkt, als Antje und ich den Entschluss fassten, nach Australien auszuwandern. Auf diesen Gedanken hatten uns Freunde gebracht, die auf dem fünften Kontinent lebten. Anfangs lächelten wir noch über diesen Vorschlag und betrachteten ihn eher als Schnapsidee. Immerhin hatten wir mithilfe von Klaus Doerr, einem begnadeten Architekten, gerade ein bezauberndes kleines Häuschen in ruhiger Lage am Rande von Neuwarmbüchen gebaut. Das war eine enorme Verbesserung nach zwei Jahren zu fünft in Antjes Dreizimmerwohnung in Anderten, aber auch eine große Herausforderung angesichts des bescheidenen Gehalts, das mir Poliwoda nach Abzug seines Löwenanteils zugestand. Doch die Australier, die ein paar Tage lang zu Besuch bei uns weilten, hatten uns bald so intensiv mit dem Down-Under-Virus infiziert, dass sich auf unseren Tischen Unmengen einschlägiger Bücher, farbenfroher Zeitschriften und interessanter Prospekte sammelten. Täglich arbeiteten wir uns durch Broschüren, die so geschickt die geltenden Einwanderungsbedingungen klärten, Jobangebote auflisteten und attraktive Umzugshilfen boten, dass einem der radikale Wechsel seines Lebensumfeldes wie eine fröhliche Fahrt ins Blaue vorkommen konnte.

Doch – wir waren drauf und dran, unsere Rechnung ohne Katharina zu machen. Katharina, die sich bereits als eine liebevoll-kritische Begleiterin unserer Ehe bewährt hatte und meistens durch klug versteckte Signale und Wegweiser Einfluss nahm.

Auch in diesem Fall beschränkte sie sich zunächst auf die Rolle der stillen Beobachterin. Als wir lebhaft diskutierten und schon eifrig Pläne schmiedeten, saß sie nur nachdenklich dabei und schwieg.

Bis sie eines Tages handelte.

Und zwar an dem Abend, als Antje und ich ein Konzert besuchten. Bei unserer Rückkehr fanden wir zu unserer Überraschung ein sorgfältig eingepacktes Geschenk auf dem Esstisch vor. Amüsiert über die vermeintlich nette kleine Geste eines anonymen Gebers, entfernten wir das geschmackvoll gemusterte Seidenpapier, doch das Schmunzeln verschwand von unseren Lippen, als wir das Buch erkannten, das da zum Vorschein kam. Da lag nämlich »Oh, wie schön ist Panama« vor uns, das Kinderbuch von Janosch, das ganze Generationen von kleinen Lesern verzaubert hat.

Es ist die Geschichte vom kleinen Tiger und seinem Freund, dem kleinen Bären, die glücklich miteinander in ihrem Häuschen am Flussufer leben. Der kleine Bär fischt eines Tages eine leere Holzkiste mit der Aufschrift »Panama« aus dem Fluss. Da diese Kiste so lecker nach Bananen riecht, avanciert Panama zum Land seiner Träume. Euphorisch, wie er ist, überzeugt er auch seinen Freund, den kleinen Tiger, dass in Panama alles besser, größer und schöner als zu Hause ist. Logisch, dass sie nun unbedingt in dieses Land umziehen wollen. Zum Auftakt stellen sie einen Wegweiser, auf dem »Panama« steht, vor ihrem Häuschen auf, und machen sich auf den Weg. Im Verlauf ihrer langen Reise treffen sie alle möglichen Tiere, die keine Ahnung haben, wo Panama liegt. Auf ihre Fragen hin bekommen sie also lauter falsche Richtungsangaben. Und so kommt es, wie es kommen muss, sie laufen im Kreis und stehen am Ende wieder vor ihrem alten Zuhause. Da nun aber der Zahn der Zeit heftig an ihrem Häuschen genagt hat, merken sie nicht, wo sie sich befinden. Im Gegenteil, als sie vor dem Haus ihren Wegweiser »Panama« finden, glauben sie, am Ziel angekommen zu sein. Überglücklich lassen sie sich in ihrem vermeintlich »verheißenen Land« nieder.

Ein bisschen beschämt verstanden wir, was für eine Botschaft Katharina in dieses »Geschenk« verpackt hatte. Am nächsten Morgen wanderten alle Prospekte, Bücher und Zeitschriften in den Müll und Australien war kein Thema mehr für uns. Katharina ging weiter aufs Humanistische Gymnasium, entdeckte bald darauf ihre Liebe zum Geigenspiel und unser Häuschen in Neuwarmbüchen blieb bis 1983 unser Zuhause und mein Zufluchtsort.

Den brauchte ich allerdings dringend, denn die Konflikte mit Poliwoda lösten sich ja durch unsere Entscheidung für Neuwarmbüchen nicht einfach in Wohlgefallen auf.

Neben unserem trauten Heim und meiner Familie gab es noch eine andere Adresse, die mir Rat und Zuspruch bot. Das war mein Freund und Seelsorger Raimar Kock. Vor ihm schüttete ich mein Herz aus – nicht immer nur in gesetzten Worten. Er half mir, meinen ganzen Ärger und Frust vor Gott zu bringen, er stand mir zur Seite in diesem Ringen um die richtige innere Einstellung, um hilfreiche Perspektiven, und das über viele Jahre hinweg. Bis auch er eines Tages genug hatte von der scheinbaren Ausweglosigkeit meiner Situation. In seiner Stimme schwang schon etwas Resignation mit, als er sagte, »Weißt du was, Volker? Du schimpfst nun schon seit Jahren auf Poliwoda und das wird und wird nicht besser. Aber – für eure Probleme miteinander ist nicht allein er verantwortlich. Ich sehe auch in deiner Haltung ein sündhaftes Verhalten. Mit der Wut, die du in deinem Herzen trägst, vergiftest auch du eure Beziehung! Deshalb rate ich dir: Hör auf, ihn zu verfluchen. Segne ihn!«

Ich stand unter Schock. Wie bitte? Poliwoda segnen?! Ich? Niemals!

Aufgewühlt wie selten saß ich auf dem Heimweg hinter dem Steuer meines gebrauchten Audi und fuhr, ohne es im Entferntesten zu ahnen, einem Kairos der ganz besonderen Art entgegen.

Den leitete Antje ein, als sie abends etwas lapidar meinte: »Na, dann müssen wir das morgen früh mal ausprobieren!«

Mir war zwar schleierhaft, was das bringen sollte, weil ich aber gelernt hatte, sowohl auf den Rat meines Seelsorgers zu hören als auch dem Instinkt meiner Frau zu vertrauen, ging ich auf ihren Vorschlag ein. Umso überraschter war ich, als ich relativ schnell zu der inneren Freiheit fand, die ich brauchte, um diesen Schritt zu tun. So war es auch ehrlich gemeint, als ich die folgenden vier Worte sprach: »Ich segne Hubert Poliwoda!« Da es anfangs an der Artikulation ein bisschen haperte, weil meine Zähne noch etwas knirschten, wiederholte ich im Beisein meiner Frau diesen Satz gleich mehrere Male. Dann legte ich die Angelegenheit im Geiste in die Hände Gottes und fuhr in die Klinik.

Umso alarmierter war ich, als ich gleich nach Dienstbeginn einen Anruf von Poliwoda bekam. Ungewöhnlich höflich fragte dieser, ob er mal in mein Zimmer kommen könne. In *mein* Zimmer! In all den Jahren hatte er nie auch nur einen Fuß in den Herrschaftsbereich seines großen Konkurrenten gesetzt. Einigermaßen überrascht sprach ich in aller Form die entsprechende Einladung aus und wartete gespannt auf das, was nun kommen sollte.

Keine drei Minuten später klopfte es an der Tür, Hubert Poliwoda trat ein und äußerte sich entzückt über den gemütlich eingerichteten Raum. Dann wandte er sich mir zu. Ich war perplex – war das etwa eine Träne, die da in seinen Augen glitzerte? Mir blieb keine Zeit, diese Überraschung zu verdauen, denn völlig unvermittelt fiel er mir nun um den Hals. Mein Staunen kannte keine Grenzen, als ich ihn sagen hörte, »Herr Diehl, ich möchte doch Ihr Freund sein. Wissen Sie, ich leide unter unseren Kämpfen. Wollen wir uns nicht vertragen?«

Unfassbar! Der Bruchteil einer Sekunde hatte genügt und das Kriegsbeil war begraben.

Auch wenn uns danach keine dicke Freundschaft verband, arbeiteten wir doch fortan in kollegialer Weise gut zusammen. Ich verlor nie mehr ein böses Wort über ihn und verbinde heute mit der ganzen Geschichte, die sich fürwahr so zugetragen hat, die beeindruckende Erfahrung, dass Gott handelt – einen Kairos der ungewöhnlichen Art. Halleluja!

L-428

Ein Kairos, der noch weitaus mehr Bedeutung bekommen sollte, begegnete mir ein Jahr später.

Nach meiner Rückkehr aus Schweden hatte es in meinem Leben eine Umwälzung nach der anderen gegeben. Hochzeit oder Habilitation, Hausbau oder Hubert – zahlreich waren die Herausforderungen, die mich und meine Nächsten in Atem hielten. Eher unbemerkt von Freunden und Familie lief dagegen ein Prozess ab, den ich 1969 angestoßen hatte und seither mit gleichbleibend hoher Spannung verfolgte.

Das war die Testreihe, die ich am »Karolinska Sjukhuset« eingeleitet hatte und von der ich mir den entscheidenden Durchbruch bei der Erforschung der Reed-Sternberg-Zelle versprach. Ich wusste: Gelänge es mir, diese Zelle in vitro zu züchten, wäre eine Grundlage für dringend benötigte Experimente geschaffen. Experimente, von denen sich die Wissenschaftler belastbare Erkenntnisse über die Natur des Hodgkin-Lymphoms versprachen.

Nun schrieben wir bereits das Jahr 1978. Fast zehn Jahre waren ins Land gegangen seit dem Tag, an dem ich im Labor des Karolinska-Instituts die erste Kultur angelegt hatte. Zehn Jahre lang ernteten wir Misserfolg auf Misserfolg. 427 Versuche, Zellen in vitro zu züchten, hatte ich im Laufe des zurückliegenden Jahrzehnts angelegt, 427-mal war das Ergebnis negativ gewesen. Es wuchsen keine Tumorzellen aus. Ein frustrierendes Erlebnis!

Doch wir lernten aus unseren Fehlschlägen. Mir wurde allmählich klar, dass die RS-Zellen, die wir im Stadium I und II der Erkrankung entnommen hatten, für unsere Kulturbedingungen zu fragil waren und nach kurzer Zeit abstarben. Im Austausch mit den Pathologen gewann ich ein neues Bild: In den Tumoren von Patienten, deren Krankheit die Stadien III und IV erreicht hatte, und in Rezidiven – Tumoren, die gegen Chemo- und Radiotherapie resistent sind und weiterwachsen – traten die RS-Zellen nicht mehr nur vereinzelt auf, hier machten sie bereits zwanzig bis dreißig Prozent des Gewebes aus. Sie hatten sich in bizarre Einzelzellen verwandelt, die ohne ihre Schutzrosetten auskamen. Augenscheinlich waren sie so robust, dass sie auch in der unwirtlichen Umgebung, die unsere unzureichende Kultur bot, überleben konnten.

Ich konzentrierte mich also in der Folge auf Patienten, deren Krankheit weit fortgeschrittene Stadien erreicht hatte. Eine Entscheidung, die deutlich mehr Erfolg versprach. Und doch lag eine besondere Tragik in dem Schluss, den meine Kollegen und ich aus unseren Beobachtungen ziehen mussten. Nur Patienten, die dem Tod unmittelbar ins Auge sahen, kamen als Quelle der Informationen infrage, nach denen wir schon so lange und beharrlich suchten. Wichtige Informationen, die für sie selbst aber zu spät kamen.

Dann kam der Tag, an dem ich zum wiederholten Mal eine Hodgkin-Patientin punktieren musste, die bereits im Sterben lag. Die junge Frau bekam kaum noch Luft, weil sich der Tumor zwischen ihrer Lunge und ihrer Brustwand Tag für Tag weiter ausbreitete. Infolgedessen hatte sich bereits so viel Flüssigkeit angesammelt, dass drei Messbecher kaum ausreichten, um alles aufzufangen. Antje, meine Frau, hielt ihr dabei die Hand. Antje hatte bald nach unserer Hochzeit einen Dienst als freiwillige Krankenbetreuerin und Seelsorgerin an der MHH aufgenommen. Mit großem Einfühlungsvermögen begleitete sie viele meiner Patientinnen und Patienten auf ihrer letzten Wegstrecke. Sie stand ihnen ganz praktisch zur Seite und erfüllte ihnen kleine Wünsche, spendete aber auch Trost. Abends brachte sie ihre »Schützlinge« gemeinsam mit mir im Gebet vor Gott. Und so saß Antje auch am Bett dieser Sterbenden und hörte, wie sie mit schwacher Stimme sagte: »Frau Diehl, Ihr Mann hat so viel für mich getan, ich kann ihm gar nicht genug danken. Aber vielleicht wachsen ja meine Zellen in der Zellkultur und machen mich unsterblich und Ihren Mann berühmt …«

Es waren die Zellen in ihrem »Pleuraexsudat«, mit dem ich L-428 anlegte, die Zelllinie, die nach kurzer Zeit endlich das gewünschte Ergebnis brachte. Unter dem Mikroskop sahen wir Zellen, die nicht mehr abstarben, sondern überlebten, wuchsen und sich vermehrten. Das bedeutete, dass wir in unserem Kampf gegen die rätselhafte »Hodgkin's Disease« einen wichtigen Etappensieg errungen hatten.

Als feststand, dass wir den lang ersehnten Treffer gelandet hatten, war die junge Frau bereits tot. Ihr letzter Wunsch aber erfüllte sich. L-428 erlangte Berühmtheit als weltweit erste Hodgkin-Zelllinie, die in vitro, also im Reagenzglas, gezüchtet wurde.

Einen ersten Hinweis darauf, dass es sich bei L-428 um Reed-Sternberg-Zellen handeln könnte, lieferte mir Professor Christa Fonatsch, eine meiner besonders geschätzten Kolleginnen in Hannover. Meine erfolgreiche Zusammenarbeit mit dieser Pionierin auf dem Gebiet der Chromosomenforschung war nicht zuletzt auf unsere allmorgendliche Zusammenkunft im Aufzug der MHH zurückzuführen, die uns einen ersten Austausch über unsere Arbeit erlaubte. Die Zytogenetikerin, der ich natürlich umgehend meine L-428-Zelllinie präsentierte, wies nach, dass es sich dabei um aneuploide Zellen handelte. Das heißt, ihr Zellkern beinhaltet nicht den normalen Chromosomensatz von 23 Chromosomenpaaren, sondern beherbergt entweder zu viele oder zu wenige Exemplare bestimmter Erbgutträger. Da aber schon seit Langem bekannt war, dass mehr als neunzig Prozent aller Tumorzellen zum Teil weit mehr als diese 46 Chromosomen enthalten, sahen wir in der Aneuploidie der L-428 Zellen ein Indiz für ihren Krebscharakter.

Christa Fonatsch machte den Anfang und viele weitere Forscher folgten. L-428 wurde zum Ausgangsmaterial für zahllose molekulare und genetische Experimente, die der Wissenschaft Auskunft über das Hodgkin-Lymphom gaben. Damit stellt diese Zelllinie einen entscheidenden Meilenstein dar auf dem Weg, in dessen Verlauf die Heilungsrate unter Hodgkin-Patienten schließlich von dreißig auf über neunzig Prozent stieg. Eine Entwicklung, die nicht zuletzt der Ausdauer geschuldet war, mit der mein Team und ich den Weg zur Zelllinie L-428 beschritten hatten.

Meine amerikanischen Kollegen, die nach sehr viel weniger Versuchen aufgesteckt hatten, beneideten mich um dieses Durchhaltevermögen, um nicht zu sagen die Sturheit, in der sie einen typisch deutschen Charakterzug sahen. Umso schwerer fiel es ihnen, die Tatsache zu akzeptieren, dass sie trotz umfangreicher Forschungsmittel, die ihnen zur Verfügung standen, in diesem Fall das Nachsehen hatten.

Harald Stein und der CD30-Antikörper

Durch L-428 waren wir nun in der Lage, die geheimnisvolle Zelle zu reproduzieren, um die sich so viele Spekulationen rankten, mit deren Erforschung sich viele Hoffnungen verbanden und die ich nach Ansicht meiner Frau hegte, pflegte und nährte wie ein krankes Kind. Damit stand uns ausreichend Material für Experimente zur Verfügung. Experimente, die uns helfen sollten, wichtige Fragen zu klären. Denn – es bildete sich zwar eine Zelllinie, das heißt, Zellen vermehrten sich, indem sie sich teilten. Doch war das, was sich da teilte, identisch mit der RS-Zelle, die wir in der Biopsie eindeutig identifiziert hatten? Auch hatten wir den dringenden Verdacht, dass die RS eine bösartige Variation einer normalen Zelle darstellen könnte. Aber was war diese Ursprungszelle?

Da ich die Antworten noch nicht liefern konnte, wurde im Kollegenkreis eifrig über die wahre Identität der L-428-Zellen diskutiert. Im Zuge dieses Meinungsaustauschs, an dem sich über Ländergrenzen hinweg zahlreiche Kolleginnen und Kollegen beteiligten, kam ich auch mit Henry Kaplan in Kontakt, dem hochgeachteten Doyen der amerikanischen Radiologie. Als Pionier der Strahlenmedizin hatte er in den 50er-Jahren als Erster einen Linearbeschleuniger entwickelt, der erstaunliche Therapiefortschritte in der Krebsbekämpfung möglich machte. Henry besuchte mich zu Hause in Neuwarmbüchen und äußerte bei einem Abendessen seine Überzeugung, dass es sich beim Gegenstand der Diskussion um Makrophagen handeln könnte, also die auffallend großen Fresszellen, die sich auf eindringende Krankheitserreger stürzen, sie töten und entsorgen. Um das zu unterstreichen, gab mir Henry eine erstaunliche Empfehlung: »Volker, gib diesen

Zellen Eisen und gib ihnen Tinte. Lass sie fressen. Du wirst sehen, das sind Makrophagen!«

Natürlich befolgte ich den Rat eines Mannes, der eine Kapazität auf dem Gebiet der Krebsforschung war. Gibt man feine Eisenpartikel oder Tinte in die Nährlösung von Makrophagen, so nehmen sie diese Substanzen aktiv auf, was man nach Stunden unter dem Mikroskop sehen kann. Das tat ich, merkte aber schnell, dass die Zellen keinerlei Appetit auf mein rustikales Nahrungsangebot entwickelten. Folglich waren die Zellen keine Makrophagen.

Aber was waren sie dann?

Einen wichtigen Schritt zur Lösung dieses Rätsels machte ich noch im gleichen Jahr. Den Anstoß dazu gab Heiner Bodenstein, einer meiner Kollegen in der Abteilung für Hämatologie. Er empfahl mir, Kontakt zu Harald Stein aufzunehmen und ihm mein Dilemma zu schildern. Dr. Stein war seinerzeit Assistent im Institut des namhaften Pathologen Karl Lennert an der Christian-Universität in Kiel. Als brillanter Forscher befasste sich Stein unter anderem mit der Charakterisierung von Lymphom-Zellen. Wenn einer klären konnte, um welchen Zelltyp es sich bei den L-428-Zellen handelte und ob es tatsächlich Reed-Sternberg-Zellen waren, dann er. Dementsprechend hoffnungsfroh wandte ich mich also an den Kieler Wissenschaftler.

Aus dem Kontakt zu Harald Stein entwickelte sich im Lauf der Jahre sowohl eine fruchtbare Zusammenarbeit auf dem Gebiet der Hodgkin-Forschung als auch eine tiefe Freundschaft, die uns bis heute verbindet. Damals verfügte er als viel beschäftigter Mitarbeiter in einem renommierten Institut nur über ein eng begrenztes Zeitbudget. Dementsprechend groß waren seine Zweifel, ob er meinem Projekt die nötige Aufmerksamkeit widmen könnte. Als aber seine ersten Untersuchungen ergaben, dass mein Material keine Ähnlichkeit mit B-Zellen, T-Zellen oder Makrophagen aufwies, erwachte sein enormer sportlicher Ehrgeiz. Immerhin hatte es der passionierte Segler mit dieser Zielstrebigkeit bei der Olympiade in Mexiko bis auf Platz vier im Segelwettbewerb gebracht.

Er fragte sich, ob Kollege Diehl mit seiner Einschätzung recht haben könnte, dass wir es mit Reed-Sternberg-Zellen zu tun hatten. Wenn ja – wie war das zu beweisen? Was waren die typischen Merkmale, die Marker, durch die sich eine Hodgkin-Zelle von den normalen Zellen unterschied?

Harald Stein verfügte zwar noch nicht über die entsprechenden Tests, dafür aber über einen scharfen analytischen Verstand. Entsprechend sorgfältig hatte er die Reed-Sternberg-Zellen untersucht, die er aus zahlreichen Biopsien gewann. Die allgemein bekannte Beobachtung, dass sie sich mit einem Schutz- und Nährmantel aus Lymphozyten und anderen Immunzellen umgeben, brachte ihn auf eine Idee. Sollte es sich bei den vorliegenden L-428-Zellen um RS-Zellen handeln, wäre zu erwarten, dass auch sie einen solchen Prozess in Gang setzten und Rosetten bildeten.

Stein machte die Probe aufs Exempel. Er nahm sich Blut ab, isolierte die Lymphozyten und gab sie auf die L-428-Zellen.

Und siehe da: Um die mehrkernigen Riesenzellen legte sich ringförmig ein Kranz von Lymphozyten, ein wichtiges Indiz, dass es sich bei dem vorliegenden Zellmaterial tatsächlich um Reed-Sternberg-Zellen handelte.

Harald Stein aber gab sich mit dieser Antwort nicht zufrieden und näherte sich dem Rätsel um die Identität der L-428-Zellen noch von einer anderen Seite. Er isolierte aus den Zellen, die ich ihm geschickt hatte, Antigene. Diese injizierte er einigen Kaninchen, die er auf dem Kieler Wochenmarkt gekauft hatte. Erwartungsgemäß traten die Antigene umgehend mit den B-Lymphozyten der Tiere in Kontakt, woraufhin die Produktion vieler verschiedener Antikörper anlief. Stein versah sie alle mit einem fluoreszierenden roten Farbstoff, gab sie nach und nach auf ein Biopsat, den Gefrierschnitt eines Hodgkin-Lymphoms, und wartete ab, welcher seiner Kandidaten die Tumorzellen am deutlichsten rötlich einfärbte. Der »Sieger« dieses Wettbewerbs wurde der erste Antikörper, der gezielt auf Proteine – Antigene – der RS-Zelle ansprach.

Doch meinem Freund Harald und seinem Mitarbeiter Johannes Gerdes war diese konventionelle Methode, aus einer bunten Mischung verschiedener – »polyklonaler« – Antikörper das geeignete Instrument herauszusuchen, zu unspezifisch. Er griff deshalb zu einem Verfahren, das wenige Jahre zuvor die Wissenschaftler Köhler und Milstein entwickelt hatten und für das sie fünf Jahre später den Nobelpreis erhielten. Das war die Produktion von »monoklonalen« Antikörpern. Dabei werden Tierzellen, die Antikörper produzieren, mit Tumorzellen verschmolzen, die sich unendlich oft teilen können. Die dadurch entstandenen Zellhybriden injiziert man Mäusen, wo die einzelnen Mutterzellen Unmengen identischer Klone produzieren, die alle die gleichen Eigenschaften haben. Ihre Antikörper steuern dementsprechend auch nur eine spezifische Andockstelle auf einem Antigen an. Das ermöglicht eine zielgenaue Antikörper-Antigen-Bindung. Um es mit einem Bild auszudrücken: Man fertigt für ein einziges, exakt definiertes Schlüsselloch den passenden Schlüssel an.

Diese Methode nutzten Harald Stein und Johannes Gerdes in Kooperation mit Hilmar Lemke, um den ersten monoklonalen Antikörper zu gewinnen, der die Oberflächen-Antigene der Reed-Sternberg-Zelle markierte. Harald taufte ihn auf den Namen »Ki-1«, weil es sich um den ersten monoklonalen Hodgkin-Antikörper handelte, der in Kiel hergestellt worden war.

Mit diesem Resultat hatte mein Freund einen weiteren Zusammenhang zwischen meiner L-428- und den Reed-Sternberg-Zellen hergestellt, denen die Wissenschaftler in den Biopsien begegneten, welche sie Hodgkin-Patienten entnahmen. Doch was viel wichtiger war – mit dem Antikörper, den Harald entwickelt hatte, besaßen wir nicht nur ein neues diagnostisches Instrument, das es uns ermöglichte, RS-Zellen in einem Biopsat zu erkennen, wir hielten auch endlich eine Erfolg versprechende therapeutische Waffe im Kampf gegen die hodgkinsche Erkrankung in der Hand. Wir hatten einen Antikörper gefunden, der in kürzester Zeit weltweit Beachtung fand und zu einem wichtigen Bestandteil der Therapie avancierte.

Ist die Hodgkinsche Erkrankung ein Krebs?

Wenige Jahre später wurden sowohl Antikörper als auch Antigen gemäß der international gültigen Standardklassifikation umbenannt. Unter dem Kürzel CD30 erlangten sie in der Onkologie große Bedeutung, denn die Arbeit der Forscher ging natürlich weiter. Im Lauf der 80- und 90er-Jahre wurden bahnbrechende Erfolge erzielt.

Um zu schildern, wie letztlich der endgültige Beweis erbracht wurde, dass es sich bei der L-428 Zelle um eine Krebszelle handelt, überspringe ich – natürlich nur vorübergehend – siebzehn Jahre in meiner Biografie und lande Mitte der 90er-Jahre in Köln. Zu der Zeit war ich bereits als Direktor der Klinik I für Innere Medizin an der Uniklinik Köln tätig und leitete einen von der Deutschen Forschungsgemeinschaft geförderten Sonderforschungsbereich. Unsere Aufgabe: eine umfassende molekulare Analyse sowohl der L-428-Zellen als auch der Reed-Sternberg-Zellen, die man aus Biopsien gewann. In Kooperation mit anderen Fakultäten und Institutionen wie dem Max-Planck-Institut suchten wir eine Antwort auf zwei Fragen, die uns schon so lange beschäftigten.

Zum einen war zu klären, aus welcher normalen Vorläuferzelle sich die RS-Zelle entwickelt, und zum anderen war der endgültige Beweis zu erbringen, dass es sich bei ihr um eine Krebszelle handelt.

Man schrieb das Jahr 1994, als Ralf Küppers, einer meiner Kollegen am Institut, der zur Genetik der B-Zellen forschte, zwei entscheidende Schritte bei der Analyse der Reed-Sternberg-Zelle machte. Als Testmaterial benutzte er die L-428-Zellen, die ihm in ausreichender Menge zur Verfügung standen.

Er wusste, dass normale B-Zellen Gene beinhalten, mit der sie Antikörper produzieren. Im Rahmen seiner Forschungsarbeit fand er nun heraus, dass die L-428-Zellen über die gleichen Gene verfügen, diese aber nicht nutzen können, weil sie mutiert oder verkrüppelt sind. Und da in der L-428-Zelle keine Antikörper-Produktion stattfindet, fehlen auf ihrer Zelloberfläche auch die für eine B-Zelle typischen Merkmale, ein Umstand, der den Forschern bis dato die Identifikation unmöglich gemacht hatte. Nun aber kam Licht in die »verwandtschaftlichen Verhältnisse«, die die L-428-Zelle mit den B-Lymphozyten verband. Doch Küppers verglich sie nicht nur mit gesunden B-Zellen, er wies auch nach, dass zwischen L-428-Zellen und RS-Zellen die gleichen genetischen Parallelen bestanden.

Es waren also die modernen Mittel der Genforschung, mit deren Hilfe Küppers ein für alle Mal die Frage nach der Herkunft der RS-Zelle beantwortete und die Identität der L-428-Zellen klärte.

Und er landete noch einen weiteren Coup, indem er auch die zweite Frage beantwortete. Zusammen mit seiner Forschungsgruppe erbrachte er im gleichen Jahr den Beweis, dass es sich bei der Hodgkin-Erkrankung um einen bösartigen Tumor – einen Krebs – handelt. Als Grundlage dienten ihm in diesem Fall nicht die L-428-Zellen, sondern das Biopsat eines Patienten, der an Hodgkin erkrankt war. Mit einer Mikropipette pickte er fünf verschiedene RS-Zellen aus dem Gefrierschnitt dieser Gewebeprobe.

Das, was er dann in der molekulargenetischen Analyse sah, stellte den endgültigen Durchbruch bei der Untersuchung der Reed-Sternberg-Zellen dar. Alle fünf Zellen zeigten an der gleichen Stelle, dem gleichen »Genlocus« der isolierten DNA, völlig identische Genmutationen. Nun war klar: Er hatte sozusagen »Fünflinge« vor sich. Alles deutete darauf hin, dass diese Zellen von einer gemeinsamen Mutterzelle abstammten, die mit Sicherheit die gleiche, die ursprüngliche Genmutation aufgewiesen hatte wie ihre fünf Klone. Die RS-Zellen waren also »monoklonal«, und mit dieser Monoklonalität, der Abstammung von einer bösartigen Mutterzelle, erfüllten sie ein weiteres Kriterium für die Malignität der RS-Zellen.

Zur Kontrolle unterwarf er fünf normale B-Lymphozyten, die er aus Tonsillen – Rachenmandeln – gewann, der gleichen Analyse. Alle fünf Normalzellen zeigten unterschiedliche Genmuster, diese »Polyklonalität« war der Nachweis, dass es sich um gesunde Zellen handelte.

Im gleichen Sonderforschungsbereich ging meine eigene Forschergruppe mit Jürgen Wolf und Roman Thomas dem Rätsel auf den Grund, warum die RS-Zelle als »verkrüppelter« B-Lymphozyt nicht der »Apoptose« unterlag, also den programmierten Zelltod starb, dem naturgemäß keine geschädigte und alte Zelle entgeht. Unsere Untersuchungen ergaben, dass die Zelle zweierlei Schutzmechanismen entwickelt hat, um diesem Schicksal zu entgehen. Während sie sich nach außen hin durch den bereits erwähnten Kokon aus Schutz- und Nährzellen abschirmt, initiiert sie in ihrem Inneren bestimmte Molekül-Interaktionen, die die entsprechenden Todesenzyme, die »Kaspasen«, hemmen. So fragil wie sie auch sein mag – sie ist intelligent genug, um sich gegen innere wie äußere Feinde zu schützen, damit sie ungestört ihr tödliches Werk ausführen kann. Auf den Erkenntnissen, die wir damals gewannen, bauen heute zahlreiche Therapieansätze auf, die der RS-Zelle die Fähigkeit nehmen, sich dem programmierten Untergang zu widersetzen.

* * *

»Was ist Hodgkin? Eine Entzündung? Eine Infektion? Ein Krebs?«

Um die Antwort auf diese Frage zu finden, hatten wir einen weiten Weg zurückgelegt. Begonnen hatte er mit dem Erfolg, den ich erzielte, als ich 1978 die L-428-Zelllinie kultivierte. Die Identifizierung des CD-30-Antikörpers durch meinen Freund Harald war der nächste wichtige Schritt. Einen weiteren Meilenstein stellte die Arbeit von Christa Fonatsch dar, die mit der Aneuploidie der RS-Zelle einen weiteren Hinweis auf deren »Malignität«, auf ihre Bösartigkeit, lieferte. Ralf Küppers, der Mitte der 90er-Jahre Herkunft und Charakter der Zelle abschließend klärte, führte eine spannende Reise erfolgreich ins Ziel. Damit war die Beweisführung erbracht, dass es sich bei der Hodgkin-Erkrankung um einen Krebs handelt. Dementsprechend spricht man seit dem Jahr 1994 nicht mehr von der »Hodgkin's Disease«, sondern vom »Hodgkin-Lymphom«.

Alle diese Etappen waren zweifellos aufsehenerregende Erfolge und trugen zur molekularbiologischen Analyse der ursprünglich so geheimnisvollen Krankheit bei – für die 2500 jungen Menschen aber, die Jahr für Jahr allein in Deutschland an Hodgkin-Krebs erkranken, stellt sich eine ganz andere Frage:

»Wer heilt mich von dieser tödlichen Krankheit?«

Eine erste Antwort darauf gab kurz vor der Jahrtausendwende Peter Senter, ein renommierter Biochemiker aus Seattle. Er kam auf die Idee, den CD-30-Antikörper als Vehikel für ein Antikörper-Wirkstoff-Konstrukt zu nutzen. Der Biochemiker ging von der Erfahrung aus, dass kein »nackter« Antikörper die Durchschlagskraft aufbringt, die nötig ist, um eine Zelle wie die Reed-Sternberg-Zelle zu töten. Als eine Art »Trägerrakete« aber, die eine wirksame »Bombe« passgenau ins Ziel bringt, könnte er durchaus eine unverzichtbare Funktion erfüllen – davon war Senter überzeugt.

Und so entwickelte er im Jahr 1998 »Brentuximab Vedotin«, ein Medikament, das den CD-30-Antikörper als Transportmittel nutzt. Es gelang ihm, den CD-0-Antikörper mit einem hochwirksamen Zytostatikum zu verbinden. Dergestalt »beladen« sucht der Antikörper sein Gegenstück auf, das CD-30-Antigen, dockt an ihm an und gibt über diesen Kontakt den toxischen Wirkstoff in die Tumorzelle ab. Dort breitet sich die Substanz aus und läutet den Tod der Zelle ein.

Peter Senter hatte damit die sogenannte »Magic Bullet« geschaffen, eine durchschlagende Behandlungsmethode, die schon der deutsche Bakteriologe, Serologe und Nobelpreisträger Paul

Ehrlich hundert Jahre zuvor gesucht hatte. Senters medizinische »Zauberkugel« markiert einen weiteren Meilenstein auf dem Weg der Krebsbekämpfung. Sein Vorgehen war nicht nur höchst effektiv, es stellt auch eine ausgesprochen zielgenaue Therapie dar, die es den Behandelnden ermöglicht, Krebszellen abzutöten, ohne die gesunden Zellen zu zerstören, die sie umgeben. Damit war ein erster Schritt zur heute vielfach angewandten »selektiven Immuntherapie« getan.

Die Deutsche Hodgkin Studiengruppe

Nun aber zurück ins Jahr 1978, in der unter meiner Beteiligung gleich zwei Meilensteine in der Erforschung und Behandlung des »Morbus Hodgkin« gesetzt wurden.

Da war nicht nur die L-428-Zelllinie, mit der ich eine Grundlage geschaffen hatte, auf der die RS-Zelle identifiziert und bekämpft werden konnte. Von einer Initiative, die das Bundesministerium für Forschung und Technologie (BMFT) startete – heute das Bundesministerium für Bildung und Forschung –, versprach ich mir einen ähnlich durchschlagenden Erfolg.

Ende der 70er-Jahre dominierten noch immer die sogenannten »Eminenzen« die medizinische Landschaft der Bundesrepublik. Diese Kliniker und Wissenschaftler griffen in ihrer Arbeit nur selten auf Forschungsergebnisse zurück, die andere Institute im In- oder Ausland erzielt hatten. Um die klinische Forschung in Deutschland endlich auf ein Niveau zu heben, das mit der internationalen Forschung mithalten konnte, beschlossen die Verantwortlichen im BMFT, den jungen Medizinern, die mehrheitlich bereits über internationale Erfahrung verfügten, umfangreiche Mittel in Höhe von 15 Millionen DM zur Verfügung zu stellen, mit denen sie eine Forschung betreiben konnten, die den weltweiten Standards entsprach.

Auf der Reisensburg bei Günzburg versammelten ein Mitarbeiter des Ministeriums – Herr Lorenzen – und der Hämatologe Herrmann Heimpel im Sommer des Jahres 1978 junge Ärzte, die verschiedene Fachbereiche vertraten und alle das 40. Lebensjahr noch nicht erreicht hatten. Unter den Geladenen fanden sich Kardiologen, Rheumatologen, Gastroenterologen und Kinderonkologen. Es hatte was von Bescherung, als Lorenzen vor die versammelten Nachwuchsmediziner trat, bekannt gab, welche Fördergelder sein Haus für die jeweilige Disziplin bereitstellte, und im gleichen Atemzug abfragte, wer von den Anwesenden bereit und in der Lage wäre, die damit verbundenen Aufträge zu erfüllen. Natürlich hob ich die Hand, als er den Bereich »Morbus Hodgkin« aufrief, denn die finanzielle Zuwendung war an den Auftrag gekoppelt, deutschlandweit flächendeckend Standards für die Diagnose und Therapie der Hodgkin-Erkrankung zu erarbeiten und einzuführen. Das deckte sich exakt mit meinen Vorstellungen von Maßnahmen, die die Erforschung und Behandlung dieser Krankheit effektiv voranbrachten. Dafür stellte das Ministerium eine Million DM bereit, eine Maßnahme, die es uns erlaubte, jeweils eine Halbtagsstelle für einen Statistiker und eine Sekretärin einzurichten und einen Assistenten einzustellen.

Ende des Jahres 1978 gründete ich zusammen mit meinem Freund und Tutor, dem Radiotherapeuten Karl Musshoff, sowie Michael Schaadt und Bernd Günther in Hannover die »Deutsche Hodgkin-Studiengruppe«, kurz DHSG. Unser vorrangiges Ziel bestand darin, im Zusammenwirken mit Internisten, Radiotherapeuten, Nuklearmedizinern, Pathologen, Grundlagenforschern und Statistikern die Diagnostik, Therapie und Nachsorge des Hodgkin-Lymphoms voranzubringen. Darüber hinaus diente unsere Arbeit aber auch der Formulierung verbindlicher Standards, die zumindest landesweit, wenn nicht weltweit, bei der Behandlung dieser Krankheit künftig berücksichtigt werden sollten.

Diese Aufgabe war Ansporn genug. Getragen vom frischen Wind, den dieses Projekt in die medizinische Landschaft brachte, machten wir uns zunächst an eine Bestandaufnahme. Wir starteten eine Umfrage an allen Universitäten Deutschlands, um zu erfahren, wie viele Hodgkin-Patienten dort in den letzten Jahren behandelt worden waren und wie deren Überlebenschancen aussahen.

Das Ergebnis war erschütternd. Viele Kollegen gaben überhaupt keine Antwort, einige lieferten unrealistische Zahlen ab und unter dem Strich gewannen wir die ernüchternde Erkenntnis, dass die Restlebenszeit der Patienten zwischen zwei und fünf Jahren lag.

Nun war klar, dass wir zumindest in der Anfangsphase unseres Projektes nicht mit der Kooperationsbereitschaft allzu vieler Kolleginnen und Kollegen rechnen konnten. In unseren Augen wurde es also umso wichtiger, Forschungsergebnisse zu erzielen, die diese Ärzte und Wissenschaftler so weit von der Qualität unserer Arbeit überzeugten, dass sie sich und ihre Institutionen früher oder später in die Reihe der Prüfzentren einreihten.

Entsprechend motiviert starteten wir HD1, die erste Studie, in der wir zwei identische Chemotherapien mit zwei Strahlentherapien von unterschiedlicher Intensität kombinierten und dann beide Konzepte miteinander verglichen. Als Testpersonen gewannen wir Hodgkin-Patienten, die bereit waren, sich nach einem der beiden Konzepte behandeln zu lassen. Und so bildeten wir zwei Gruppen, die mit unterschiedlich starken Dosen bestrahlt wurden. Wir schrieben ein Protokoll, in dem wir Vorgehensweise und Ergebnis festhielten, stimmten es mit den Hämatologen ab, die bereits Interesse an der Arbeit der DHSG zeigten, und schickten es an die großen Krankenhäuser und Universitäten unseres Landes.

Auch diesmal fiel das Echo mehr als bescheiden aus. Die meisten Ärzte waren es ja gewohnt, nach dem »Eminenz-Prinzip« vorzugehen und die Behandlung ihrer Patienten ausschließlich auf den eigenen Erfahrungswerten aufzubauen. Dieser Auffassung widersprach natürlich die Vorgehensweise, die eigenen Therapiekonzepte an den Protokollen auszurichten, die von unserer Studiengruppe vorgegeben wurden.

Außerdem glaubten viele Mediziner, im Verfahren der »Randomisierung« zu viele Unwägbarkeiten erkennen zu können. Dieses Prinzip sieht vor, dass man Patienten nach dem Zufallsprinzip zwei oder mehr unterschiedlichen Therapiearmen zuordnet, deren Effizienz man im Anschluss an die Behandlung vergleicht. Da wir aber nicht wussten, welche Kombination und Intensität von Chemo- oder Radiotherapie für die jeweiligen Patienten besser war, blieb uns nichts anderes übrig, als diesen Weg zu beschreiten.

Die zögerliche Reaktion vieler Kollegen konnte mich und meine Mitarbeiter an der MHH nicht entmutigen. Erst recht nicht das schlagkräftige Team, das sich nach meinem Wechsel an die Universitätsklinik Köln im Jahr 1983 um mich scharte und aus den Biometrikern Markus Löffler und Dirk Hasenclever und den Klinikern Michael Pfreundschuh, Andreas Engert und Jürgen Wolf bestand. Ganz im Gegenteil. Unbeirrt von der Skepsis, die man uns entgegenbrachte, initiierten wir in den Jahren 1982 und 1983 die ersten drei Studien, in die bereits mehrere medizinische Zentren in Deutschland die Daten von insgesamt fünfhundert Hodgkin-Patienten einfließen ließen. Fünf Jahre später starteten wir die nächsten drei Studien, in denen schon 2.750 Teilnehmer erfasst wurden.

Mit jedem Jahr, mit jeder Studie erfuhr die wissenschaftlich begründete und mathematisch-statistisch flankierte Arbeit der DHSG mehr Aufmerksamkeit in der Welt der Wissenschaften. Unsere Ergebnisse wurden international anerkannt und von anderen Arbeitsgruppen bestätigt. Zwischen 1978, dem Jahr, als ich die DHSG begründete, und 2005, als ich mein Amt als ihr Leiter weiterreichte, vermochten wir die Heilungsrate bei Hodgkin-Patienten konsequent zu steigern, in der internationalen HD21-Studie, die 1400 Patienten umfasste, gar auf über neunzig Prozent. Heute werden bis zu sechzig Prozent der Betroffenen in Deutschland im Rahmen von klinischen Studien behandelt, weit mehr als 25.000 konnten seit 1978 nach Studienprotokollen therapiert werden, 400 medizinische Prüfzentren nehmen teil – von den großen Universitätskliniken über die kleineren Krankenhäuser bis hin zu den onkologischen Schwerpunktpraxen. Köln, die Stadt, in der wir alle drei Jahre Hodgkin-Symposien durchführten, zu denen wir die renommierten Hodgkin-Forscher der Welt begrüßten, wurde von meinen amerikanischen Freunden bald »Hodgkin-City« genannt. Im Gegenzug lud man mich, den »Mister Hodgkin's Disease«, in alle großen Zentren der

Hodgkin-Lymphom-Behandlung ein. Meine Reisen wurden von Pharmafirmen organisiert, welche natürlich ein großes Interesse daran hatten, die Medikamente zu verkaufen, die in unseren Protokollen vorgestellt wurden. Sie führten mich von Kontinent zu Kontinent und gestalteten sich angesichts der Tatsache, dass mich meine Frau begleiten konnte, besonders angenehm. In der gemeinsam verbrachten Zeit sammelten wir einen Schatz wundervoller Erlebnisse. Ein paar von ihnen schildere ich im Kapitel »The Worldwide Flying Doctor«.

Heute ist die DHSG eine der weltweit führenden Studiengruppen für die Erforschung und Behandlung des Hodgkin-Lymphoms. Wir haben Behandlungskonzepte für alle Stadien der Erkrankung getestet und beschrieben und damit internationale Standards gesetzt.

Köln

Mit meinem bereits erwähnten Wechsel nach Köln nahm die Erfolgsgeschichte der DHSG richtig Fahrt auf. 1983 bekam ich den Ruf an die Universitätsklinik zu Köln, und zwar auf den Lehrstuhl für innere Medizin, Hämatologie/Onkologie, Infektiologie, Gastroenterologie, Nephrologie und Immunologie.

Nachfolger des berühmten Internisten Rudolf Gross zu sein, der eine der bedeutendsten Kliniken für innere Medizin in Deutschland zu Ruhm und Ehren gebracht hatte, stellte eine großartige Chance für mich dar. Ich hatte genau das richtige Alter, war tatendurstig, kampferprobt und mit den akademischen Ränkespielen an deutschen Universitäten vertraut.

Auch Antje, die das Rheinland aus ihrer Zeit als Lehrerin in Aachen kannte, freute sich über den Tapetenwechsel. Im September 1983 zogen wir aus unserem gemütlichen Häuschen am Rand der Lüneburger Heide in das Haus des kurz zuvor verstorbenen Big-Band-Leaders und Jazzkomponisten Kurt Edelhagen. Dass es sich bei dieser Immobilie um eine Bruchbude handelte, die dringend eine Komplettrenovierung benötigte, nahmen wir angesichts der Dringlichkeit unseres Wohnortwechsels billigend in Kauf, doch schon anderthalb Jahre später wechselten wir in ein sehr viel schöneres Heim. Es lag in einem gepflegten Viertel von Deckstein, das wiederum einer der attraktivsten Stadtteile Kölns ist. Nahe am großen Stadtwald gelegen, den eine Schar von Arbeitslosen während der Weltwirtschaftskrise von 1928 im Auftrag des Kölner Bürgermeisters Konrad Adenauer gepflanzt hat, stellt er die grüne Lunge der Metropole und eine Oase der Ruhe dar. Dort verbrachten wir mehr als zwanzig glückliche Jahre.

Zwei unserer Kinder waren mittlerweile ausgezogen. Markus lebte in Berlin und Katharina in Kiel, wo sie Martin Kaupenjohann kennen- und lieben lernte, der später Professor für Bodenkunde an der TU Berlin wurde. Bevor die beiden den Bund der Ehe eingingen, absolvierte sie am Missionshospital in Würzburg eine Ausbildung zur Krankenschwester. Johannes wohnte während seiner Lehrzeit zum Feinmechaniker zunächst noch bei uns, nahm sich aber bald ein Zimmer in der Stadt, sodass Antje und ich das große Haus ganz für uns allein hatten.

Auch wenn dadurch das bunte Treiben in unseren vier Wänden etwas abgenommen hatte – über einen Mangel an Abwechslung hatten wir nicht zu klagen. Ob es die vielen Gäste aus dem In- und Ausland waren oder die Konferenzen, zu denen ich beinahe wöchentlich meine klinischen und wissenschaftlichen Mitarbeiter entweder im Wohnzimmer oder im Garten versammelte – das Leben pulsierte weiter in der Peter-Kintgen-Straße in Köln. So mancher wissenschaftliche Erfolg wurde in den intensiven, offenen und sehr freundschaftlichen Diskussionen bei uns zu Hause geboren.

Diese Entwicklung war aber kein Selbstläufer, sie stellte das Ergebnis eines anstrengenden Einigungs- und Umbauprozesses dar, den ich gleich zu Beginn meiner Tätigkeit anstieß. Warum war das nötig?

Professor Gross hatte sich in den letzten Jahren seiner Tätigkeit auf die Herausgabe des Ärzteblattes und andere wissenschaftspolitische Aufgaben konzentriert, die seine ungeteilte Aufmerksamkeit in Anspruch nahmen. Das bedeutete, dass die sechs Oberärzte in meiner Klinik, von denen vier wesentlich älter waren als ich, und die etwa vierzig Assistenten weitgehend auf sich selbst gestellt waren. Kein Wunder, dass sie den Blick für das große Ganze verloren hatten und sich ausschließlich um den eigenen Bereich, die eigenen Belange kümmerten. Da man aber untereinander kaum Kontakte pflegte, wurde ein und dieselbe Krankheit von Abteilung zu Abteilung unterschiedlich behandelt.

Ich war also gefordert, gegenüber einzelnen, wenig kooperationsbereiten Kollegen meine ganze Führungsqualität abzurufen. Meine vordringlichste Aufgabe bestand zunächst darin, Kooperation und Koordination wiederherzustellen. Ich sorgte dafür, dass meine Mitarbeiter auf gleiche Diagnosen mit einheitlichen Therapien antworteten, und machte mich daran, die divergierenden Interessen der Leiter zu harmonisieren. Dazu gehörte auch eine Reform des Vergütungssystems. Gegen den anfänglichen Widerstand der Oberärzte, die das Geld der Privatpatienten in ihre eigenen Taschen gelenkt hatten, richtete ich einen Pool ein, in dem ein Großteil der Privateinnahmen gesammelt und dann an alle Mitarbeitenden verteilt wurde. Maßnahmen dieser Art bewirkten, dass sich die Assistenten wieder mit ihrer Klinik identifizierten.

Ein weiteres Feld, das ich intensiv beackerte, stellten die täglichen Vorlesungen vor 350 Studenten dar. Obwohl mich dieser Zweig meiner Arbeit jeden Tag aufs Neue und ganz gehörig herausforderte, machte er mir doch große Freude. Erstens war ich gezwungen, die innere Medizin noch einmal gründlich und auf dem neuesten Stand der Entwicklung zu studieren, zweitens erlaubte er mir, meinen Mitarbeitenden wissensmäßig immer einen Schritt voraus zu sein, und drittens machte mir die Arbeit mit den Studierenden ungeheuer viel Spaß. Die jungen Leute hielten einen Mittvierziger wie mich jung und geistig beweglich.

Ob im Labor oder am Patienten in der Klinik – die Forschung der Med I entwickelte sich zu einer weltweit führenden Institution und die Arbeit der »Deutschen Hodgkin-Studiengruppe« bestimmte bald Therapiestrategien für Hodgkin-Patienten weltweit. Nur den Freunden aus den amerikanischen Zentren wie Stanford, Boston und New York fiel es schwer, die verblüffenden Resultate der DHSG zu akzeptieren. Einerseits wurmte sie der Umstand, dass sie nicht in den USA generiert worden waren, andererseits ärgerten sie sich über die Tatsache, dass sie in ihren monolithischen Zentren, die untereinander in scharfer Konkurrenz standen, ähnliche Studien mit großen Fallzahlen nicht durchführen konnten.

Und dann hatten sie auch noch an dem Geniestreich zu knabbern, den wir angewandt hatten, indem wir eine ihrer zentralen Behandlungstherapien einfach umdrehten. Die amerikanischen

Ärzte gestalteten die Chemotherapien, die sie verabreichten, nach dem Prinzip »erst sanft, dann hart«. Das heißt, sie verabreichten den Patienten in den vierzehn Tagen des ersten Zyklus weniger aggressive Substanzen, die sie – den Anfangsbuchstaben der Chemotherapeutika entsprechend – COPP nannten. Ihnen ließen sie dann, nach einer zweiwöchigen Erholungsphase, am Tag 29 die harten Präparate unter der Bezeichnung ABVD folgen.

Wir drehten das Ganze um und änderten diese Reihenfolge entscheidend, indem wir nach dem Kairos-Prinzip das Problem gleich zu Beginn »am Schopf packten«. Wir wandten das BEACOPP-Schema an, das heißt, wir leiteten die Therapie mit starken Medikamenten ein, verkürzten die Dauer des Zyklus und erhöhten damit die Dichte und Intensität der Wirkstoffe. Das Resultat, das unser Vorgehen zeitigte, sprach für sich: Durch das neuartige BEACOPP-Verfahren erlangten neunzig Prozent der Behandelten Tumorfreiheit, ein Ergebnis, das die Amerikaner mit dem COPP/ABVD-Schema nur bei sechzig Prozent ihrer Patienten erreichten.

Sosehr mich dieses Ergebnis auch mit Dankbarkeit und Stolz erfüllte, so viel forderte mir meine Tätigkeit auch ab.

Begleitumstände

Ja, meine Tage als Hochschullehrer, Wissenschaftler und Direktor einer riesigen Klinik, die sechzig Ärzte, viele Schwestern und Pfleger, medizinisch-technische Assistenten, Sekretärinnen und Hilfspersonal sowie eine Unmenge von Patienten umfasste, waren bis zum Rand mit Arbeit gefüllt.

Keine Frage, interessanter und spannender hätte mein Beruf nicht sein können. Dem guten Ruf entsprechend, den unsere Arbeit hatte, wiesen meine Patientenlisten zahlreiche bekannte Namen auf, darunter Willy Brandt oder Hans-Jürgen Wischnewski, den Staatsminister im Auswärtigen Amt, der sich als geschickter Verhandlungsführer im Umgang mit Terroristen einen Namen gemacht hatte. Auch Michail Gorbatschow fand sich dort, der sich konsiliarisch mitbehandeln ließ, oder József Antall, der Ministerpräsident der ersten frei gewählten Regierung Ungarns. Auch wenn der Umgang mit dem einen oder anderen Prominenten zuweilen etwas kompliziert verlaufen kann, so waren es doch ausgesprochen tiefe Gespräche, die ich mit diesen Menschen führte, Menschen, die sich in einer Ausnahmesituation, einer existenziellen Lebenskrise befanden und sich damit kaum von meinen anderen Krebskranken unterschieden.

Einer der landauf, landab bekannten Patienten, der mir besonders ans Herz wuchs, war Hanns Dieter Hüsch, der wunderbare Kabarettist alten Schlags. Hanns Dieter war einer von den Patienten, die meine Arbeit in einem ganz wichtigen Punkt unterstützten. Er kam zu mir ins Haus, in dem sich ein Kreis von Medizinstudenten zu einem Seminar der besonderen Art versammelt hatte. Dort stellte er sich einer Frage, die mit wenigen Worten einen wichtigen Aspekt ärztlichen Handels umriss, welcher in der Ausbildung der Mediziner auch heute noch zu wenig Beachtung findet.

Ich fragte ihn: »Was hast du empfunden, als ich dir die Diagnose Krebs mitgeteilt habe?«

Für die meisten Studenten, die es sich – liebevoll betreut von Antje – auf dem Wohnzimmerboden bequem gemacht hatten, war es das erste Mal, dass sie sich mit einem Thema auseinandersetzen mussten, das zu den schwierigsten Aufgaben eines Arztes gehört – mit der Aufgabe, dem Patienten eine lebensbedrohende, manchmal niederschmetternde Diagnose mitzuteilen, nach der das Leben häufig nicht mehr so sein wird wie zuvor.

So groß und beglückend die Fortschritte auch waren, die wir in der Forschung, in der Patientenbetreuung und in der Organisation des Klinikbetriebes machten – die Anstrengungen, die damit verbunden waren, gingen nicht spurlos an mir vorüber. Die körperliche, aber auch die psychische Belastung nahmen zuweilen enorme Ausmaße an. Nicht selten war ich abends mit meiner Kraft am Ende. Schon in Hannover war es von Zeit zu Zeit vorgekommen, dass ich mich am Abendbrottisch niederließ und innerlich so leer war, dass ich die erste halbe Stunde kein Wort hervorbrachte. »Meine Seele war noch nicht angekommen«, wie es in dem Buch *»Stadt in der Wüste«* heißt, das der Autor und leidenschaftliche Flieger Saint-Exupéry geschrieben hat. Ein ägyptischer Scheich spricht diesen Satz, der während einer Flugpause völlig erschöpft unter einem Zeltdach Zuflucht vor der sengenden Sonne nimmt. Er widerspricht damit dem Piloten, der zum Aufbruch drängt und erneut sein Flugzeug starten will. Ich rechne es meinen Lieben hoch an, dass sie mir damals die Freiheit ließen, in aller Ruhe neue Energien zu sammeln und wieder zu mir zu kommen.

Doch nicht immer suchte ich als Erstes die Nähe der Familie, um das Erlebte zu verarbeiten. Manchmal zog es mich nach Dienstschluss auch hinaus auf den Tennisplatz, wo ich den aufgestauten Emotionen halbwegs freien Lauf ließ, indem ich meinen Gegnern die Bälle nur so um die Ohren drosch. Ja, Sport stellte für mich eine der fünf Quellen dar, aus denen ich die Kraft für meinen Berufsalltag schöpfte, die mir einen Ausgleich für den Stress bot. Sport in allen Variationen. Tennis war dabei häufig nur ein Notventil für den akuten Überdruck. Um allerdings ein vollwertiges Äquivalent zu finden, das ähnlich starke Emotionen erzeugte wie manche bedrückenden Erlebnisse am Krankenbett, griff ich wie so viele meiner Kollegen zu weitaus gefährlicheren Methoden, meine knapp bemessene Freizeit zu gestalten. Einer dieser Gegenpole war »Heliskiing«, das mich und einige Freunde, die alle medizinischen Berufen nachgingen, von Zeit zu Zeit über Vancouver nach Cam Loops in die raue Berglandschaft Kanadas führte. Mehrmals am Tag setzte uns der Hubschrauber auf Gipfelspitzen ab, die kaum Platz boten für drei, vier Mann. Umso schneller ging es in die Tiefe. Die Anspannung angesichts der Gefahr für Leib und Leben und das Adrenalin, das durch unsere Adern raste, als wir in halsbrecherischer Fahrt durch meterhohen Tiefschnee zu Tal sausten, erzeugten genau die starken Gefühle, die wir suchten und die ein Gegengewicht zu den Belastungen darstellten, denen wir im Klinikbetrieb ausgesetzt waren. Auf meinen Seelenhaushalt hatten diese Abenteuer zweifellos eine ausgleichende Wirkung und ich möchte sie auch nicht missen; für meine Frau aber, die insgeheim um meine Gesundheit bangte, stellten sie eine Herausforderung anderer Art dar. Immerhin berichteten die Zeitungen immer wieder über Lawinenabgänge oder Helikopterabstürze, die regelmäßig ihre Opfer forderten.

Eine zweite Kraftquelle sehe ich in der Musik. Das Fundament meiner Liebe zur Welt der Harmonien hatten meine Eltern gelegt, als sie mich an Weihnachten mit einer Geige überrascht hatten. Im harmonischen Zusammenspiel mit Winfried oder Speedy, mit John Ziegler oder Tante Pessy, in den Chören und Quartetten, die mir in Wien und Freiburg, in Afrika, Amerika und vielen anderen Orten dieser Welt eine musikalische Heimat boten, wurde diese Leidenschaft genährt. Auch das gemeinsame Musizieren mit meiner Tochter Katharina, die eine ebenso tiefe Verbindung zur Musik hat, machte mir immer eine unbändige Freude. Wenn wir Vivaldi, Mozart oder das Doppelkonzert in d-Moll von Bach spielten, vergaß ich Raum und Zeit und schöpfte neue Energie für meine Arbeit in der Klinik.

Die dritte Quelle stellen meine Gene dar, die emotionale Stabilität, die mir meine Eltern mitgegeben haben. Die Fähigkeit, mit Problemen und Veränderungen fertigzuwerden, auch in schwierigen Lebenslagen Zuversicht zu zeigen und sich von Rückschlägen rasch zu erholen, nennt man Resilienz. Anscheinend wurde ich von meinem Schöpfer mit diesem Gen ausgestattet.

Eine noch viel größere Rolle bei der Bewältigung all der Herausforderungen, die mir nicht nur in Köln begegneten, spielte mein Glaube an Gott, die vierte Quelle. Dieser Glaube hatte im »Marburger Kreis« eine geistliche Heimat gefunden. Einmal pro Woche fand in unserem Haus eine Art Hauskreis statt, in dessen Rahmen wir uns über Sorgen und Freuden des privaten wie beruflichen Lebens austauschen konnten. Ich zog unglaublich viel Kraft aus dem gemeinsamen Singen, Beten und Bibellesen. Ja, das Gebet stellte für mich eine der wichtigsten Stützen für meine Arbeit dar. In der morgendlichen Stillen Zeit übergaben Antje und ich unserem Herrn die Patienten, die wir gemeinsam betreuten, und baten um sein Eingreifen. Häufig zog ich mich auch in meiner Mittagspause zurück, um akute Fälle oder ungelöste Probleme in der Klinik vor Gott zu bringen. Die Patienten, die mir besonders ängstlich und hilflos erschienen, fragte ich, ob ich für sie beten dürfe. Die einen bejahten es dankbar, die anderen verneinten, entweder weil sie mich für einen Dienst dieser Art nicht für zuständig hielten oder weil sie nicht an Gott glaubten. Vorbehalte dieser Art hatten sich erledigt, wenn mich spätabends einer unserer Pfleger anrief und meinte: »Chef, Sie müssen noch mal auf die Intensivstation kommen. Der Patient Müller fragt nach ihnen. Er kann nicht sterben.« Dann fuhr ich mit dem Aufzug hoch zur Intensivstation und flüsterte: »Herr, was willst du von mir, ich bin müde und leer. Was soll ich sagen?« Wenige Sekunden später saß ich schweigend am Bett des Sterbenden, hielt nur seine Hand und betete leise, dass es gnädig mit ihm zu Ende ginge. Die Berührung übertrug das Gebet. Oft flossen bei uns beiden die Tränen.

Es war der Glaube, der mir auch die Freiheit gab, meinen

Mitarbeitenden zu sagen: »Ich bin Christ, aber ich trage meinen Glauben nicht wie eine Monstranz vor mir her. Als Christ versuche ich, Worte und Taten in Einklang zu bringen. Wenn ihr merkt, dass das nicht der Fall ist, sagt es mir. Ich bin bereit, Fehler einzusehen und mich zu entschuldigen.«

Eine ebenso starke Kraftquelle fand ich in Antje, meiner geliebten Frau. Ich kann es gar nicht oft genug wiederholen: Sie war mein großes Glück, sie beschützte mich, trug mich, baute mich auf und rüttelte mich zurecht, wenn ich mal ganz danebenlag. Unendlich hilfreich waren die Morgenstunden, in denen wir die Herrnhuter Losungen lasen, Bibeltexte auf uns wirken ließen und uns über alles austauschten, was uns beschäftigte.

Dennoch – obwohl mir diese fünf Kraftquellen zur Verfügung standen, reichten die physischen, seelischen und geistlichen Hilfen nicht immer aus, um mich mit all den Problemen, Niederlagen und Verletzungen auseinanderzusetzen, die mein Klinikalltag zuweilen mit sich brachte und die in meinem Unterbewusstsein haften blieben. Häufig halfen mir nur meine Träume, das alles zu verarbeiten. Im Traum machte ich wirklichkeitsnahe Visiten mit meinen Oberärzten oder Assistenten, im Traum entwickelte ich ganze Therapiepläne mit exakten Wirkstoffangaben, im Traum führte ich auch Wort für Wort intensive Gespräche mit besonders problematischen Patienten – so intensiv, dass ich oft mitten in der Nacht schweißgebadet erwachte. Aber so anstrengend diese Verarbeitungsprozesse auch waren, nicht selten wurden mir in meinen Träumen auch lebensrettende Gedanken für unklare Therapieentscheidungen geschenkt. Ganz so, wie es der Psalmist in der Bibel sagt: »Den Seinen gibt es der Herr im Schlaf ...«

Auch heute noch, zwanzig Jahre, nachdem ich emeritiert wurde und keine Patienten mehr sehe, durchlebe ich im Traum ganze Visiten und halte englische Vorträge über die RS-Zelle.

Antje und die »Speisung der Zehntausend« oder humanitäre Hilfe für Russland

Als eine Frau, die nie ruhte, ständig neue Ideen hatte und mit wachen Augen ihre Welt sondierte, nahm Antje großen Anteil an meiner Arbeit. Ihr oblag aber auch die komplette Versorgung der Familie nach innen und außen, sie war zuständig für Finanzen, Steuern und Versicherungen. Daneben bewirtete sie die vielen Gäste, die bei uns aus ein und aus gingen, darunter auch meine Mitarbeitenden, die ich regelmäßig zu Wochenendkonferenzen oder abendlichen Gesprächsrunden einlud.

Antje besaß ein phänomenales Organisationstalent. Als Multitasking-Genie konnte sie viele Dinge gleichzeitig erledigen, ohne die Nerven oder die Lust zu verlieren. Diese Fähigkeit kam ihr in hohem Maße zugute, als sie begann, sich in der humanitären Hilfe für Russland zu engagieren. Sie wurde zur treibenden Kraft hinter einer aufsehenerregenden Spendenaktion, an der sich unser großer Freundeskreis beteiligte, welcher auch die Rotarier, den Lions Club, meine Tenniskollegen und viele Patienten umfasste.

Und das kam so: In den frühen 80er-Jahren rief man mich mehrfach in die Sowjetunion, wo ich prominente Parteigenossen der KPDSU behandelte, die an malignen Lymphomen erkrankt waren, deren Namen ich aber unter keinen Umständen erfahren durfte. Keine Frage, dass Antje mich auf diesen spannenden Reisen hinter den Eisernen Vorhang begleitete. Natürlich blieb es nicht aus, dass wir mit den Ärzten, die am Hämatologischen

Institut der staatlichen medizinischen Akademie in Moskau tätig waren, Freundschaft schlossen.

Das Vertrauensverhältnis, das ich in diesem Zuge zu einflussreichen Wissenschaftlern wie Andrei Vorobyov oder Nikita Shklovsky aufgebaut hatte, zahlte sich in besonderer Weise aus, als Gorbatschow 1987 an die Macht kam und die politische Welt in der UdSSR umzukrempeln begann. Ein ungewollter Nebeneffekt von Perestroika und Glasnost bestand darin, dass die Wirtschaft in die Knie ging und die Leute bald keine Heizung, kein Geld und keine Nahrungsmittel mehr hatten. Ja, die Situation der Menschen war katastrophal. Zucker, Mehl, Kartoffeln, Brot, Butter – es fehlte an allem. Die Ärzte in den Krankenhäusern verdienten kaum mehr als zweihundert Rubel und mussten sich nicht selten mit Nebenjobs über Wasser halten. In dieser Not erinnerte sich Professor Vorobyov an seinen Freund in Köln und schickte mir per Telegramm einen dringenden Hilferuf. Vorrangig bat er um Medikamente und wies darauf hin, dass er ohne Hilfe aus dem Westen gezwungen sei, sein Krankenhaus zu schließen.

Antje und ich zögerten keinen Augenblick. Eingedenk der Hilfe, die unser Land nach dem Krieg in Form von Care-Paketen aus den USA bekommen hatte, riefen wir unsere Nachbarn, Bekannten und Freunde an und baten um Unterstützung. Das Echo war umwerfend. Monatelang standen nun allabendlich immer neue Bananenkartons vor unserer Haustür, vollgepackt mit Nahrungsmitteln, Schuhen und Kleidung. Sogar Pelzmäntel fanden sich darunter, die unseren satten Mitbürgern anscheinend zu klein geworden waren.

Antje rief in den Vorstandsetagen großer Kaufhäuser und Nahrungsmittelproduzenten an und erhielt tonnenweise Zucker, Milchpulver und Konserven, die kurz vor dem Verfallsdatum standen, aber immer noch genießbar waren. Eine große Logistikfirma half uns, das ganze Material zu lagern. Es war ihr teutonischer Ordnungssinn, der meine Frau veranlasste, bis tief in die Nacht Kleidungsstücke für Kinder, Kranke, Alte und Gefangene zu waschen, zu bügeln und zu sortieren, und zwar je nach

Empfangsadresse, die sie mittlerweile alle persönlich kennengelernt hatte. Der Dauerbetrieb war dafür verantwortlich, dass im Lauf von drei Jahren nacheinander drei Waschmaschinen in unsere Waschküche einzogen. Alle drei Monate fuhr ein mit einer Maschinenpistole bewaffneter Fahrer rund zwanzig Tonnen unterschiedlichster Hilfsgüter nach Moskau. Bald gingen auch nach Sankt Petersburg Transporte, wo Professor Afanasyev praktizierte, der uns ebenfalls um Hilfe gebeten hatte. Das Entladen der Lkws leitete wiederum meine Frau, die zusammen mit Anne Pfeiffer, einer kongenialen Mitstreiterin, für jede Lieferung nach Moskau flog. Zurück in Köln berichtete sie mir jedes Mal begeistert von dem überwältigenden Echo, das unsere Aktion in den Krankenhäusern, Gefängnissen, Kindergärten und Altenheimen ausgelöst hatte. Die Empfänger freuten sich wie Kinder, wenn Antje mit ihren Schätzen kam und den Tisch deckte: Würste, Käse, Zucker, Brot, Marmelade, Säfte, Tee, Kaffee, Schokolade, Kekse und andere Köstlichkeiten lagen bereit für die »Speisung der Zehntausend«, wie Antje es nannte. Und das hatte seinen Grund, denn der Tisch wurde niemals leer, obwohl alle gemeinsam aßen!

Antjes helfender Arm reichte bis an den Ural, nach Ischewsk. Dort, in der Region Udmurtien liegt auch Wotkinsk, die kleine Stadt, in der Peter Tschaikowski, der große Komponist, geboren wurde. Wie wir diesem herrlichen Fleckchen Erde einen unvergesslichen Besuch abstatteten, schildere ich im nächsten Kapitel.

Als Engel von Moskau und Sankt Petersburg erhielt meine Frau die Ehrenplakette der Bundesrepublik Deutschland, die ihr im Rathaus von Köln in einer feierlichen Zeremonie überreicht wurde.

Ihr Einsatz wirkte sich aber nicht nur in humanitärer Hinsicht segensreich aus. Auch die Assistenten in meiner Klinik profitierten davon. Allerdings weniger im materiellen als vielmehr im ideellen Sinne. Das Ganze hatte mit einem gewissen Ungeist zu tun, der Ende der 80er-Jahre in der Med I einzuziehen drohte. Die jungen, oft sehr ehrgeizigen und vom Leben verwöhnten

Assistenten neigten mehr und mehr zum Meckern. Jeder hatte etwas anderes an der Klinik, dem Haus, der Struktur und den Labors auszusetzen. Sogar der Aufzug und die Toiletten wurden beanstandet und auch der Chef bekam sein Fett weg. Ich versuchte, dem entgegenzuwirken, indem ich ihnen von den Stoßdämpfern amerikanischer Autos erzählte, auf denen ich 1966 den weisen Satz »America – love it or leave it« las. Diese Geschichte aber belustigte sie eher, als dass sie sie ins Nachdenken brachte, die Botschaft drang nicht durch.

Sehr viel besser schlug die Idee an, die vorlautesten Nörgler einer moralischen Rosskur zu unterziehen. Die bestand darin, dass ich sie kurzerhand Antje an die Seite stellte, die sie mit nach Russland nahm. Und so flogen immer drei bis vier meiner jüngeren Mitarbeiter mit meiner Frau nach Moskau oder Sankt Petersburg. Dort konnten sie die bedrückenden Verhältnisse in den Kliniken, auf den Straßen und in den Häusern mit eigenen Augen wahrnehmen und Vergleiche zu ihrem Kölner Paradies ziehen. Fast alle kamen geläutert und auffallend kleinlaut zurück und ich musste mir um die Stimmung in der Klinik keine Sorgen mehr machen.

The Worldwide Flying Doctor

Russland war zweifellos eins der Reiseziele, das mich, den Direktor einer großen Universitätsklinik, nicht nur in fachlicher Hinsicht interessierte. Zusammen mit Antje, die mich auf vielen Reisen rund um den Globus begleitete, tauchte ich dort ein in einen ganz neuen Kosmos, der uns Westeuropäern bis dahin so fremd gewesen war. Die Menschen dort empfingen uns wie selbstverständlich mit einer aus dem Herzen kommenden Gastfreundschaft. Sie gewährten uns berührende Einblicke in die Tiefe der russischen Seele, wenn sie uns einerseits mitnahmen in die literarische Welt von Puschkin, Dostojewski und Tolstoi, andererseits aber auch die Terrorherrschaft schilderten, unter der besonders die jüdischen Bürger unter Stalin gelitten hatten.

Mit der Transsibirischen Eisenbahn fuhren wir drei Tage lang in rumpelnden, altmodischen, aber gemütlichen Waggons bis an den Ural, wo uns Udmurten empfingen, neugierig wie Kinder, aber fröhlich und warmherzig. Singend, tanzend und musizierend gestalteten sie unsere Tage in Ischewsk wie ein einziges Fest. Sie schickten uns in die Sauna, kredenzten bei jeder sich bietenden Gelegenheit Chai und Wodka und nahmen uns mit in die Welt ihrer uralten Bräuche und Riten, die sie mit ihren Vorfahren, den Uiguren, verbanden.

Ein Reiseziel, das nicht weniger aufregende Entdeckungen versprach, war »Down Under«, genauer gesagt Australien, Tasmanien und Neuseeland. Sechsmal besuchte ich zusammen mit Antje die Länder im Südpazifik, um an den dortigen Universitäten über die neuesten Ergebnisse unserer DHSG-Studien zu berichten. Ob Sydney, Melbourne, Adelaide und Canberra in Australien oder Christ Church, Wellington und Auckland auf Neuseeland –

überall wurden wir herzlich willkommen geheißen und aufmerksam umsorgt. Bis heute verbindet mich eine tiefe Freundschaft mit meinem Kollegen, Professor Ray Löwenthal, und seiner Frau Di, die uns Tasmanien zeigten, eine traumhaft schöne Insel. Ihre Fauna weist mit dem Tasmanischen Teufel, dem skurrilen Beuteltier und dem eierlegenden Kurzschnabeligel, der fünfzig Jahre alt werden kann, genauso faszinierende Attraktionen auf wie ihre Flora. Diese Pflanzenwelt beeindruckte uns mit riesigen, uralten Wäldern voller gigantischer Urzeitbäume, die mich unwillkürlich an die »Ents« aus dem Buch »Der Herr der Ringe« erinnerten.

Eine weitere Dienstreise führte uns nach Argentinien. Zusammen mit meinem Kollegen Santiago Pavlovsky und im Auftrag der European School of Oncology (ESO) organisierte ich in Buenos Aires ein Seminar. Als Dank für meine Unterstützung buchte Santiago einen Flug nach Patagonien, wo wir vier Tage lang die zauberhafte, wilde und unberührte Landschaft der südlichen Anden genossen. Ob es die Majestät der Upsala- und Perito-Moreno Gletscher war, die mich in ihren Bann schlug, oder die bunte und vielgestaltige Vogelwelt, die Antje begeisterte – es war ein Koffer voll herrlicher Erinnerungen, mit dem wir nach Hause zurückkehrten.

Nicht weniger überwältigend waren unsere Reisen nach Hawaii, das wir gleich mehrfach ansteuerten. Allein der Flug nach Los Angeles nahm zwölf Stunden in Anspruch. Nach drei Stunden Wartezeit im Flughafen der Filmstadt verbrachten wir weitere sechs Stunden im Flugzeug nach Honolulu, bis wir irgendwo mitten in der unendlichen Wasserwüste des Pazifiks die kleinen Vulkaninseln entdeckten, die die Polynesier vor langer Zeit mit ihren Kanus angesteuert und urbar gemacht haben. Wir landeten auf einem paradiesischen Eiland voller Naturschönheiten, das uns mit einer bezaubernden Flora und seinen stolzen Menschen beeindruckte, die ihre Sehnsüchte in melancholische Melodien und Gitarrenseufzer kleiden. Zwischen den Vorträgen, die ich auf verschiedenen Lymphom-Kongressen der dortigen Universität hielt, ließen wir es uns nicht nehmen, auf einem der neun atemberaubend schönen Golfplätze von O'ahu eine Runde Golf zu spielen – ein Traum für alle, die diesen Sport lieben.

Ein paar Flüge führten uns auch nach Südafrika und Namibia. Zwei dieser Reisen gingen zunächst nach Windhuk. Nachdem wir die Hauptstadt des ehemaligen Deutsch-Südwestafrika erkundet hatten, machten wir einen mehrtägigen Trip entlang der namibischen Diamantenküste und weiter durch den Westen Südafrikas bis hinunter nach Kapstadt. Dort begrüßte uns mein guter Freund Peter Jacobs, der einen ausgezeichneten Ruf als Hämatologe genoss. In Kapstadt organisierte er mehrfach Kongresse, zu denen er Lymphom-Spezialisten aus aller Welt einlud. Den Rückweg nach Windhuk wählten wir so, dass wir auch einen Teil der Ostküste dieses wunderschönen Landes zu sehen bekamen. Einmal wagten wir uns sogar zu Fuß in den Krüger-Nationalpark hinein. Unser kleines Expeditionskorps umfasste neben Antje und mir noch Helmut, den Bruder meiner Frau, und Christine, ihre Schwägerin, sowie unsere tasmanischen Freunde Ray und Di. Angeführt wurde es von einem Guide, dessen imposante Jagdflinte uns den nötigen Mut einflößte, um einer riesigen Büffelherde gegenüberzutreten. In einem geziemenden Abstand von zwanzig Metern bestaunten wir uns gegenseitig: sieben ängstliche Zweibeiner und etwa dreihundert neugierige Vierbeiner.

Auch nach Fernost führten mich meine Vortragsreisen. Zu unseren Zielen dort gehörten China, Singapur und Nepal. In Peking betraten wir die Verbotene Stadt, im Mausoleum des ersten chinesischen Kaisers besichtigten wir die weltberühmte Terrakotta-Armee und in Shanghai verbrannte ich mir ganz gehörig den Mund mit dem brühend heißen Tee, den mir eine Sekretärin zur Begrüßung reichte, ausgerechnet kurz bevor ich meinen Vortrag hielt. Mag sein, dass sie mich noch warnte, doch da meine Chinesischkenntnisse eher begrenzt und nur wenige unserer chinesischen Gastgeber der englischen Sprache mächtig waren, schien mir dieser Lapsus fast unvermeidbar.

Diese Reisen und all die anderen Ziele, die wir daneben noch ansteuerten, hatten für Antje und mich eine ganz besondere Bedeutung: Sie füllten unsere Herzen mit Dankbarkeit für das gemeinsam Erlebte, Freude über die Schönheit der Schöpfung und Staunen über die Größe des Schöpfers. Vor allem aber dankte ich meinem Herrgott für die Gnade des Friedens, der uns nach einem verheerenden Weltkrieg beschieden war und uns diese weltumspannenden Reisen ermöglichte. Wir, die Kinder von Vätern, die wenige Jahrzehnte zuvor noch aufeinander geschossen hatten, begegneten uns nun als Freunde in all den Ländern, die wir besuchten.

Haus *LebensWert*

Eines meiner wichtigsten Reiseziele waren selbstverständlich die USA, genauer gesagt die Vortragssäle von fünfzehn verschiedenen Universitäten von Seattle bis New York. Nicht ohne Stolz verwies ich dort auf die erstaunlichen Erfolge, die wir in Köln mit der Anwendung des BEACOPP-Schemas erzielten. Die Verlaufskurven, die ich präsentieren konnte, waren beeindruckend, ein Großteil unserer Hodgkin-Patienten, selbst in den fortgeschrittenen Stadien, überlebte den Ausbruch der Krankheit nun schon zehn Jahre und mehr.

Und doch gab es einen Schatten, der auf diese Bilanz fiel. Geworfen wurde er durch die Frage, wie eine patientengerechte Weiterversorgung nach der erfolgreichen Chemo- und Strahlentherapie aussehen könnte. Bei einigen unserer Patienten, die als geheilt entlassen worden waren, traten nämlich Spätfolgen wie Herzprobleme, Lungenschäden, Unfruchtbarkeit oder gar sekundäre Tumoren auf. Besonders die dramatischen Erschöpfungszustände, die wir unter dem Begriff »Fatigue« zusammenfassen, wirkten sich verheerend auf das Wohlbefinden der Betroffenen aus. Sie ziehen Körper, Seele und Geist in Mitleidenschaft und lassen sich durch Ausruhen oder Schlaf nicht beheben.

So meinte eine junge Frau, die ich zur Kontrolluntersuchung empfing und die mit ihren Kräften am Ende war: »Herr Professor, Sie haben unglaublich viel für meinen Körper getan – aber was tun Sie für meine Seele?«

Fragen wie diese wirkten natürlich nach und bereiteten mir im Lauf der 90er-Jahre so manche schlaflose Nacht. Wir waren nun in der Lage, die Kranken zu heilen und den Sterbenden ein weitgehend schmerzfreies, würdiges Lebensende zu ermöglichen. So auch meiner krebskranken Mutter. Sie schlief 1994 friedlich ein, geborgen in einem Kreis von dreißig Familienangehörigen, die sich um ihr Sterbebett versammelten und wunderschöne Choräle sangen.

»Was aber können wir für die Überlebenden einer Krebskrankheit tun?«

Das war die Frage, die mich beschäftigte und die ich auch Freunden und Kollegen stellte, mit denen ich auf dieses Thema zu sprechen kam. »Da draußen laufen Tausende von ehemaligen Patienten herum, die wir mit unseren Chemotherapien manchmal an den Rand ihrer körperlichen und seelischen Kräfte gebracht haben. Und nun sind sie auf sich gestellt. Das geht nicht, wir müssen etwas für sie tun.«

Langsam reifte in mir ein Plan. Wie wäre es, fragte ich mich, wenn wir für diese Menschen ein Haus bauen würden, in dem wir sie nicht nur medizinisch, sondern auch psychologisch begleiten könnten? Sowohl die akuten Fälle während ihrer Behandlung als auch die, die wir als vorerst geheilt aus der Klinik entlassen hatten.

Von diesem Gedanken zur Idee, wie dieses Refugium aussehen könnte, war es für mich nur ein kurzer Schritt. Das hatte ich dem Buch »Oh, wie schön ist Panama« zu verdanken, das uns seinerzeit vor einem voreiligen Schritt bewahrt hatte. In Katharinas Geschenk hatte mich das Bild von dem niedlichen kleinen Häuschen beeindruckt, in dem der kleine Tiger und der kleine Bär so glücklich waren. Genau so etwas schwebte mir nun auch für meine Patientinnen und Patienten vor: ein geschützter Raum, in dem neben einer duftenden Kaffeemaschine ein Musikapparat stand, der heitere Mozartmelodien spielte, davor ein Sofa, auf dem man sich ausstrecken, den Unterkiefer hängen und die Seele baumeln lassen konnte.

Mitte der 90er-Jahre war eine Vision geboren, die mir für die Begleitung unserer Patienten vielverheißend erschien. Doch wie war sie zu realisieren? Wo, mit wem und mit welchem Geld? Die Zeit, in der ich mit dieser Idee schwanger ging, schien kein Ende nehmen zu wollen, bis mir eines Tages erneut Kairos begegnete. Wieder gelang es mir, rechtzeitig zuzugreifen.

Kairos trat in Gestalt eines ehemaligen Patienten auf, mit dem ich mich im Lauf seiner Behandlung angefreundet hatte. Ich wusste, dass Theo Greif zu den größten Maklern Kölns gehörte, deshalb ging ich davon aus, dass er mir in dieser Angelegenheit raten könnte.

Einleitend stellte ich die etwas schwer zu beantwortende Frage: »Theo, ich habe einen Traum, kannst du mir bei seiner Verwirklichung helfen?«, legte dann aber gleich mit den Einzelheiten nach.

Theo hörte aufmerksam zu und meinte dann: »Mal das doch mal auf.«

Ich griff also zum Kuli und kritzelte eine Skizze auf ein Stück Papier. Bei deren Anblick konnte er sich ein herzliches Lachen zwar nicht verkneifen, doch mit der Bemerkung: »Du, lass mich das mal machen!« weckte er große Hoffnungen in mir. Erst im Nachhinein wurde mir bewusst, dass es sich bei der Begegnung mit Theo zweifellos um einen Kairos gehandelt hatte, einen dieser Momente, die mein Vater im Himmel arrangierte, um Segen daraus entstehen zu lassen.

Und zwar großen Segen, denn nach dieser Initialzündung nahm das Projekt rasch Gestalt an. Im Jahr 1998 gründete ich zusammen mit Dr. Rüffer und Michael Lohmann, einem ehemaligen Patienten, den Verein *LebensWert*. Auch die schwierige Frage, woher das Geld für diese Unternehmung kommen sollte, war schnell geklärt. Wer die Kölner kennt, weiß, dass sie das Herz auf dem rechten Fleck haben. Der Rotary Club, der Lions Club und viele weitere Sponsoren aus Politik, Wirtschaft, Kunst und Medizin warfen sich ins Zeug, die Portemonnaies der Bürger öffneten sich und nach sechs Wochen erreichte das Geld in unserer Kasse bereits die zwei Millionen-DM-Marke.

Und nicht nur das, neben Theo Greif gewann ich auch noch Dr. Patrick Adenauer, meinen Nachbarn in Deckstein, für das Vorhaben. Der zupackenden Art dieses Mannes, der zu den größten Bauunternehmern des Rheinlandes gehört, ist es zu verdanken, dass ein Jahr später auf dem Campus des Kölner Universitätsklinikums der Bauplatz für Haus *LebensWert* eingerichtet wurde.

Im Jahr 2001 bezog der Verein sein Domizil, das bis heute eine »Anlaufstelle für Krebspatienten [ist], die dort einfühlsame Begleitung und psychoonkologische Therapien erhalten«, wie es auf der Homepage des Vereins heißt.

Im Haus *LebensWert* verfahren die Mitarbeitenden nach dem Prinzip der »komplementären Medizin«, das heißt, ergänzend zu den klinischen Maßnahmen werden hier alternative Behandlungsmethoden angewandt. Die Therapieangebote reichen von Kraft- und Beweglichkeitsübungen über das Nordic Walking bis hin zur Beckenbodengymnastik für Männer, von therapeutischen Gesprächen über Atemübungen bis hin zu Entspannungsverfahren wie Tai-Chi. Ob sich Patienten als bildende Künstler betätigen, Tänze einüben oder sich im *LebensWert*-Chor einbringen – mit dem Ansatz der »komplementären Medizin« erreichten wir eine signifikante Verbesserung der Situation unserer Krebspatienten, deren somatische Krankheiten wir immer besser heilen konnten, deren Seelen aber verkümmerten. Das Haus *LebensWert* wurde dementsprechend ein Leuchtturmprojekt in Deutschland.

Einen ähnlichen Ansatz verfolgte Gerd Nagel, mein alter Freund aus Studientagen. Der Professor für Onkologie war mittlerweile als wissenschaftlicher Direktor der von ihm gegründeten Klinik für Tumorbiologie an der Uni Freiburg tätig. Ihm ging es darum, die Patientenkompetenz zu stärken. Nagel wandte ähnliche Methoden an wie wir im Haus *LebensWert*, um im Kranken die Fähigkeit zu wecken, eigene Abwehrkräfte zu entwickeln. Kräfte, die ihn in die Lage versetzen, eine existenzielle Katastrophe wie eine Krebsdiagnose und die anschließende Therapie besser zu meistern. Ein Bemühen, von dem sich im 17. Jahrhundert schon der berühmte Arzt Paracelsus große Fortschritte im Genesungsprozess versprochen hatte. Er stellte dem »äußeren Arzt«, also dem Schulmediziner, den »inneren Arzt« gegenüber, der im Patienten selbst steckt. Nach Paracelsus' Auffassung konzentriert sich der »Arzt im Patienten« auf das, was seiner Heilung dient, seiner »Salutogenese«. Der »äußere Arzt« dagegen will die Ursache der Krankheit ergründen, die »Pathogenese«, und den

Kranken dementsprechend behandeln. Die pathogenetische Herangehensweise setzt sich also das Ziel: »Rette den Ertrinkenden!«, während der salutogenctische Ansatz lautet: »Lerne zu schwimmen!«

Seine Erfahrungen ließ Gerd schließlich in die *Stiftung Patientenkompeten* einfließen, die er im Jahr 2003 gründete und fast zwanzig Jahre lang leitete.

BrECADD oder ein Traum wird wahr

Die Jahrtausendwende kam, meine letzten drei Jahre als Leiter der Med I brachen an und ich nutzte diesen kalendarischen Meilenstein, um Rückschau zu halten.

Was hatten wir nicht alles erreicht in den zurückliegenden zwanzig Jahren! Von der L-428-Zelllinie über die Deutsche Hodgkin Studiengruppe und den Sonderforschungsbereich 2 bis zur Entwicklung des BEACOPP-Schemas, das einen wichtigen Durchbruch in der Bekämpfung des Hodgkin-Krebses darstellte – die Reihe der Erfolge war beeindruckend und ich wusste, wem ich sie letztlich zu verdanken hatte.

Dennoch mischte sich in meine Dankbarkeit auch ein Hauch von Ungeduld. Ich spürte, dass die Zeit noch nicht gekommen war, in der ich mich zurücklehnen und die Früchte meiner Arbeit genießen konnte. Nicht, solange bei einigen unserer Patienten, deren Krebszellen wir mithilfe der aggressiven BEACOPP-Therapie vernichtet hatten, immer wieder schlimme Spätschäden auftraten, Schäden, unter denen die Unfruchtbarkeit gerade für die jungen Menschen eine besonders tragische Folgeerscheinung darstellte.

Die dringende Notwendigkeit, eine Lösung für dieses Problem zu finden, führte zu ebenso intensiven wie fruchtbaren Diskussionen, in deren Verlauf wir die Substanzen analysierten, die dafür verantwortlich waren, dass viele junge Männer und Frauen die Fähigkeit verloren, Kinder in die Welt zu setzen. Doch nicht nur das, viele erlitten Schäden an Herz und Lunge und manche erkrankten sogar an Leukämie. Dann machten wir uns auf die Suche nach einer Kombination von Wirkstoffen, die eine ähnliche Durchschlagskraft wie BEACOPP entfalten und dennoch weitaus verträglicher für den Organismus des Patienten sind.

Dabei stießen wir auf Brentuximab Vedotin, jenes Medikament, das der geniale Biochemiker Peter Senter aus Seattle Ende der 90er-Jahre entwickelt hatte. Wir kombinierten dieses Präparat mit den Bestandteilen von BEACOPP, die wirksam, aber weniger toxisch waren, und gaben der neu entstandenen Modifikation den Namen BrECADD.

Dass wir mit dieser neuen Therapie ins Schwarze getroffen hatten, ahnten wir, Gewissheit erlangten wir aber erst zwanzig Jahre später. 2021 wurde die HD21-Studie abgeschlossen, in deren Rahmen meine Nachfolger in der DHSG fünf Jahre lang BrECADD mit BEACOPP verglichen hatten. Diese Langzeituntersuchung, an der sich Mediziner aus neun Ländern, zweihundert Prüfzentren und 1500 Patienten beteiligten, bestätigte, dass wir einen fantastischen Fortschritt erzielt hatten. BrECADD bekämpft nicht nur den Tumor genauso effektiv wie BEACOPP, es ist auch besser verträglich und hat deutlich weniger schwere Nebenwirkungen. Heute stellt es in Europa und vielen Ländern anderer Kontinente die unangefochtene Standardtherapie im Kampf gegen die fortgeschrittenen Stadien des Hodgkin-Krebses dar und die Heilungsrate bei diesen Patienten liegt bei 98%.

Für mich aber sind diese hervorragenden Ergebnisse Höhepunkt und Erfüllung meines Lebenstraums, einer Mission, der ich mich im Jahr 1968 verschrieb, als ich der Reed-Sternberg-Zelle, die da im Mikroskop vor mir lag, schwor: »Dich kriege ich!«

Sosehr ich mich auch über das Ansehen freute, das wir mit diesem Durchbruch in der Krebsbehandlung gewannen, so deutlich trat mir in diesem Zusammenhang meine Mutter vor Augen, die mich angesichts großer und kleiner Triumphe zu erden pflegte, indem sie sagte: »Volker, bilde dir ja nicht etwas darauf ein – es ist alles Gnade!«

Ja, mir war klar, diese und alle weiteren Errungenschaften meiner Karriere verdanke ich dem »Kairos Gottes«, der mir in meinem jahrzehntelangen Kampf gegen den Krebs immer wieder begegnet war, mich inspiriert und aktiviert hatte und mir und meinem Team den Segen des Erfolges geschenkt hatte. Rückblickend sehe ich in »Gottes Kairos« das Wirken des Heiligen Geistes, der mir Gaben verleiht und mir als »Paraklet« die Richtung weist. Er ist eine Kraft, die mir die Fähigkeit schenkt, im richtigen Moment zu handeln, und mir im entscheidenden Augenblick die richtigen Menschen in den Weg stellt. Sie weist mich an Weggabelungen auf die entscheidende Richtung hin und bewahrt mich vor Gefahren und Irrwegen.

Doch – dass ich mir auch so manche Fehlentscheidung geleistet habe, beweist, dass diese segensreiche Einflussnahme nicht automatisch erfolgt. »Gottes Kairos« ist ein dualer Prozess: Gott spricht und handelt und ich muss hören, sehen, abwägen und reagieren. Oft hörte ich zu spät oder war ganz taub, war blind und reagierte nicht. Gott aber wartete auf mich, bis ich wieder in Resonanz mit ihm war.

Zu dieser Sichtweise bekannte ich mich auch vor meinen Mitarbeitenden in Köln, die zum Teil heute noch in der DHSG tätig sind, darunter Peter Borchmann, der die Leitung der Gruppe 2022 von meinem Nachfolger Andreas Engert übernahm. Mit Peter, der für die HD21-Studie verantwortlich zeichnet, stehe ich auch heute noch in engem Kontakt, er zählt zu meinen sehr guten Freunden.

Das NCT Heidelberg

Im September 2003 wurde ich im Alter von 65 Jahren emeritiert. Zwanzig Jahre waren vergangen seit dem Tag, an dem ich meine Arbeit an der Universitätsklinik in Köln aufgenommen hatte. Die Möglichkeit, meinen Vertrag zu verlängern – das, was heute ohne Weiteres möglich wäre –, ließen die damaligen Bestimmungen nicht zu. Ein Umstand, der mich einerseits ärgerte, andererseits traurig stimmte. Gerne hätte ich noch ein paar Jahre drangehängt, zumal sich das auch meine Mitarbeiter dringend wünschten. Für sie war ich sicher kein leichter Chef gewesen, ehrgeizig, fordernd und auch manchmal unbequem. Aber eins war ich nicht: ungerecht oder nachtragend. Meine Leute wussten, dass ich Christ bin, und ich achtete darauf, dass das, was ich sagte, übereinstimmte mit dem, was ich tat. Es muss gefruchtet haben, denn am letzten Arbeitstag überreichten mir meine Oberärzte, Assistenten, Schwestern und Pfleger einen großen Pokal, auf den eine Widmung eingraviert war: »Der beste Chef in allen Disziplinen«!

Diese Sympathie und Dankbarkeit meiner früheren Mitarbeiter spüre ich heute noch in den vielen Kontakten, die nach wie vor existieren.

Ein Jahr, nachdem ich mein Amt als Chef der Klinik aufgegeben und in die Hände von Michael Hallek, einem exzellenten Arzt und hervorragenden Wissenschaftler, gelegt hatte, beendete ich auch meine Tätigkeit als Senior-Leiter der »Deutschen Hodgkin-Studiengruppe«.

Obwohl ich nun aller beruflichen Verpflichtungen ledig war, konnte von einem Leben in Trübsinn und Tatenlosigkeit, einem Dasein als »lame duck« nicht die Rede sein. Dafür sorgte unter anderem eine Anfrage aus Heidelberg, die mich im Jahr 2004 erreichte. Man teilte mir mit, dass man in der badischen

Metropole nach dem Vorbild der amerikanischen »Comprehensive Cancer Centers« ein »Nationales Centrum für Tumorerkrankungen«, kurz NCT, einrichten wolle. Und bei der Suche nach einem geeigneten Gründungsdirektor einer solchen Einrichtung waren die Heidelberger, die mich von zahlreichen Kontakten auf wissenschaftlicher Ebene her kannten, auf meinen Namen gestoßen. Das Schreiben war insofern außergewöhnlich, als es von drei Institutionen abgefasst worden war, die sich traditionell eher konträr gegenüberstanden. Da waren zum einen die renommierte Heidelberger Universitätsklinik und die Thoraxklinik, zum anderen das DKFZ, das Deutsche Krebsforschungszentrum, der Inbegriff weltweit anerkannter molekularer Forschung. Direktor dieses Instituts, das einen wichtigen Teil der Helmholtz-Gesellschaft Deutscher Forschungszentren darstellt, war seinerzeit Harald zur Hausen, mein Mentor und Freund seit unserer Zeit in Philadelphia. Er wusste, wie wichtig es für eine optimale Versorgung der Krebspatienten ist, dass Forscher und Kliniker Hand in Hand zusammenarbeiten. Und so lautete die Frage, ob ich mir vorstellen könne, die ebenso schwere wie spannende Aufgabe zu übernehmen, die beiden »Königskinder« namens »Klinik« und »Forschung« zusammenzubringen.

Ich antwortete mit »Ja«.

Was prädestinierte mich für diesen Dienst? Was machte mir Mut, diesen komplexen Prozess als Moderator und Mediator zu begleiten?

Es waren meine umfangreichen Kontakte zu Forschern und Medizinern weltweit, meine Erfahrung, wenn es darum ging, unterschiedliche medizinische Zentren unter einem gemeinsamen Ziel zu vereinen, meine fachliche Expertise, die es mir erlaubte, die Sinnhaftigkeit bestimmter Prozessabläufe unbestechlich zu beurteilen, und mein Wunsch, als Anwalt des Patienten Verbesserungen in der medizinischen Versorgung durchzusetzen, wo immer es möglich war.

Und das erschien mir auch bitter nötig, Anfang dieses Jahrhunderts war es in Deutschland um die onkologisch stimmige

Behandlung Krebskranker und eine reibungslose Kooperation zwischen den Einrichtungen noch schlecht bestellt. Wohin sich ein Tumorpatient in seiner Not wenden sollte, entschied entweder der Hausarzt oder der Taxifahrer, der den Patienten entsprechend seinen Symptomen – oben, unten, innen oder außen – in die jeweilige Fachklinik fuhr. Onkologie wurde in isolierten Zentren vollzogen, eine klinikübergreifende Dokumentation gab es nicht, Chemotherapie verabreichten allein in Heidelberg mehr oder weniger kompetente Schwestern in siebzehn verschiedenen Kliniken, einheitliche Therapiekonzepte und »Standard-Operation-Procedures« (SOPs) waren noch nicht formuliert worden und Tumorkonferenzen fanden kaum statt.

Mein Arbeitsfeld wies also zahlreiche Baustellen auf. Umso dankbarer war ich, dass meine Position als Geburtshelfer des neu zu gründenden »Nationalen Centrums für Tumorerkrankungen« von den Kollegen anerkannt wurde und ich von den meisten Klinikchefs viel Hilfe bekam. Nach Abschluss meiner Arbeit Mitte 2005 war Richtungsweisendes geschaffen worden, vor allem die zentrale Chemotherapie-Ambulanz, die wir mit hervorragend ausgebildeten und kompetenten Onkologie-Schwestern ausgestattet hatten. In Anerkennung meiner Arbeit verlieh mir die Universität Heidelberg noch im gleichen Jahr die Ehrendoktorwürde.

Die Unterstützung der Deutschen Krebshilfe und verschiedene Zuschüsse des Landes Baden-Württemberg ermöglichten meinen Nachfolgern im Jahr 2010 den Bau eines Hauses, das als Tumorambulanz zur zentralen Anlaufstelle für Krebspatienten wurde und bald überregionale Bedeutung erlangte. Auch Tumorkonferenzen finden dort statt, in der Ärzte aus allen Fachbereichen Diagnostik und Therapiestrategien für die unterschiedlichsten Tumorpatienten beraten. Fünf Jahre später kam das zweite NCT in Dresden dazu und es ist vonseiten der Politik vorgesehen, dem Heidelberger »Leuchtturm« im Lauf der kommenden Jahre vier weitere, über ganz Deutschland verteilte Standorte folgen zu lassen.

Deutsche Stiftung für *junge Erwachsene mit Krebs*

Der Mann, der mich zehn Jahre später für ein ähnlich wichtiges Projekt gewann, hieß nicht nur Freund, er war es auch – für mich ein besonders guter. Mathias Freund, der bis zu seiner Emeritierung im Jahr 2012 die Klinik für Hämatologie und Onkologie der Universitätsmedizin Rostock geleitet hatte, fragte Mitte 2014 an, ob ich mir vorstellen könne, im Kuratorium der Deutschen Stiftung für *junge Erwachsene mit Krebs* mitzuarbeiten.

Mathias hatte sie kurz zuvor gegründet, weil er im Lauf seiner Arbeit mit Krebskranken erkannt hatte, wie wenig man bislang die besonderen Belange junger Krebspatienten berücksichtigt hatte. Fast 17.000 der in Deutschland diagnostizierten Krebspatienten sind zwischen achtzehn und neununddreißig Jahre alt. Das ist eine Altersgruppe, die große psychosoziale Herausforderungen zu bewältigen hat. Die jungen Leute stecken häufig mitten in der Loslösung vom Elternhaus, bauen sich ein eigenständiges Leben auf, absolvieren eine Ausbildung oder ein Studium, treten eine Arbeitsstelle an, gehen auf Partnersuche, gründen eine Familie, erziehen kleine Kinder und müssen lernen, mit finanziellen Engpässen klarzukommen. Die Diagnose Krebs entwurzelt viele dieser jungen Menschen, denen die Betten in der Kinderkrebsstation zu klein und die Betten in der Erwachsenen-Onkologie zu groß sind. Während ihre Angehörigen auf die Diagnose Krebs oft überreagieren oder wie gelähmt sind, begegnen ihnen ihre Freunde mit Unverständnis, Verlegenheit oder Angst. Aber auch die Mediziner – vom Hausarzt bis zum Onkologen – stehen den Bedürfnissen dieser Patientengruppe nicht selten hilflos gegenüber.

An diesem Punkt setzt die Deutsche Stiftung für *junge Erwachsene mit Krebs* an. Sie versteht sich als Ansprechpartnerin für alle diesbezüglichen Fragen, egal ob sie von Patienten, Angehörigen, Wissenschaftlern, Unterstützern oder öffentlichen Institutionen kommen. Da viele junge Patienten darunter leiden, dass sie ihre Sorgen und Erfahrungen mit den Menschen ihres Lebensumfelds kaum teilen können, beschlossen wir, ihnen die Möglichkeit zu geben, sich untereinander auszutauschen. Wir richteten deshalb deutschlandweit regionale Treffpunkte ein, die das Gespräch der Betroffenen untereinander fördern und zugleich interessierten Außenstehenden die Möglichkeit bieten, sich in der Begleitung junger Erwachsener mit Krebs zu engagieren. Ob es wertvolle Tipps sind oder konkrete Hilfeleistungen, egal ob wichtig oder weniger wichtig, Gesprächsthemen gibt es genug und langatmige Erklärungen sind überflüssig. Die Krankheit verbindet die Betroffenen.

Auch in der Anfrage, die Mathias Freund an mich richtete, erkannte ich wieder den Kairos Gottes. Und wieder brauchte ich nur zuzugreifen und Ja zu sagen. Doch meine Tätigkeit für die Stiftung hielt auch für mich einen ganz besonderen Segen bereit. Nach vierzig Jahren wissenschaftlich-onkologischer Tätigkeit durfte ich auf meine »alten Tage« eine ungeahnte, vorher nie so intensiv erlebte menschliche Nähe erleben, die mich mit den jungen Krebspatienten verband. Wenn wir bei den Jahrestagungen für eine Weile in einer Jugendherberge zusammenwohnten und in tiefen Gesprächen voneinander lernten, löste sich die Entfernung zwischen Arzt und Patient so restlos auf, dass nur noch die Membran des Lebens zwischen uns existierte.

Antjes Krankheit

Doch zurück in die Jahre 2003 und 2004, die eine Zäsur in unserem Familienleben darstellen. Entwicklungen nahmen ihren Lauf, die lieb gewordene Gewohnheiten infrage stellten und Änderungen in unserem Tagesablauf erforderlich machten. Dabei waren es weder mein Rückzug aus dem Berufsleben noch mein Einstieg in die Leitungsaufgaben im NCT, die uns das meiste abverlangten.

Es war die Tatsache, dass sich Antjes Gesundheitszustand drastisch verschlechterte.

Der Auslöser dieses Prozesses war in der Unterleibsoperation zu suchen, der sie sich 1976 unterziehen musste. Ein ambitionierter Kollege hatte den Eingriff derartig umfangreich angelegt, dass Antje eine außergewöhnlich große Menge an Bluttransfusionen benötigte. Auf diesem Wege aber geriet auch ein Virus in ihren Blutkreislauf, der beinahe dreißig Jahre lang unerkannt blieb, weil die Medizin bis Ende der 80er-Jahre nicht in der Lage war, das Hepatitis-C-Virus zu identifizieren.

Das wurde uns erst im Jahr 2003 klar, als man anlässlich einer Routineuntersuchung dieses Virus in Antjes Blut entdeckte: einen Erreger, der lebensbedrohliche Schäden wie Leberzirrhosen und Leberkrebs hervorruft.

Die Tatsache, dass er das weitgehend unbemerkt und oft über einen längeren Zeitraum tut, und der Umstand, dass meine äußerst disziplinierte und vitale Antje irgendwelchen Schwächen nie nachgeben wollte, trugen maßgeblich dazu bei, dass die Diagnose erst so spät gestellt wurde.

Umso schneller traf ich die nötigen Maßnahmen und leitete eine Chemotherapie ein, bei der schwere Virostatika wie Interferon und Ribaverin zum Einsatz kamen. Während die intensive Behandlung, die sich über sieben Jahre hinzog, nur zeitweise anschlug und die Viruslast im Blut nur vorübergehend abnahm, wirkten sich die Begleiterscheinungen umso schlimmer aus. Ob es die Schwächeperioden waren, das Fieber, die Müdigkeit, der starke Juckreiz oder die allergischen Reaktionen – alles trug dazu bei, Antjes Schaffenskraft zu beeinträchtigen. Besonders belastend, ja beängstigend wirkte sich ihre Atemnot aus, die eine Folge der medikamentös bedingten Blutarmut war. Damit sie überhaupt Luft bekam, musste ich ihr immer wieder Bluttransfusionen geben, auch in Boston, Canberra, Uppsala oder Kapstadt, egal, wo wir uns gerade befanden. Eine Einschränkung, die wir aber gerne in Kauf nahmen, denn tapfer und wissbegierig, wie Antje war, ließ sie es sich nicht nehmen, mich weiterhin auf meinen Vortragsreisen rund um die Welt zu begleiten.

Lästig wirkte sich dieses Problem auch in Kärnten aus, wo wir im Jahr 1991 in Puchreit, nahe dem Millstätter See, einen wunderschönen Berghof erworben, renoviert und ausgebaut hatten. Da dieses Schmuckstück, in dem wir nach meiner Emeritierung so manchen Sommermonat verbrachten, immerhin tausend Meter über dem Meeresspiegel liegt, sackten Antjes Hämoglobinwerte manchmal so weit ab, dass die Atemnot besorgniserregend wurde. Sie ertrug das aber alles heroisch, klagte nicht, verlor nicht ihren Humor und gab nie den Lebensmut auf. Ja, sie liebte das um 1470 erbaute Holzhaus mit seinem umlaufenden Balkon, das einst dem Kloster Millstatt als Zehnthof gedient hatte. Das Anwesen samt Scheune, Stall und Vorratshaus wurde Antjes Paradies, ihr »Elysium«, in dem sie sich geschwächt, aber mit eisernem Willen und unendlicher Freude der Bepflanzung und Versorgung des herrlichen Terrassengartens widmete. Wir Männer der Familie hatten die dafür nötigen Stützmauern hochgezogen und ihr eine Ruhebank in dem Blumengarten gebaut, auf der sie sich nach der anstrengenden Gartenarbeit ausruhte und den tiefen Frieden der herrlichen Berglandschaft in sich aufnahm.

Das Thema Immobilien beschäftigte uns auch zu Hause in Deutschland. Im Jahr 2007 verließen Antje und ich unser schönes Haus am westlichen Rand von Köln und zogen nach Stolpe.

Dieser reizende kleine Ort liegt nördlich von Berlin, nicht weit vom Berliner Stadtteil Frohnau entfernt, wo das Haus steht, in dem meine Tochter Katharina mit ihrer Familie lebt.

Dann kam das Jahr 2011 und mit ihm der neu entwickelte Proteasehemmer Telaprivir, ein Medikament, das verhindert, dass ein Virus immer neue Kopien von sich selbst anfertigt. Antje war eine der ersten Patienten in Deutschland, die mit Telaprivir behandelt wurden. Das Verfahren nahm fast einen ganzen Monat in Anspruch und brachte sie an den Rand ihrer Existenz, doch dann war der Durchbruch geschafft. Nach vier Wochen war der Erreger eliminiert. In unsere Freude darüber mischte sich jedoch auch ein Wermutstropfen, wussten wir doch, dass der Schaden, den ihre Leber davongetragen hatte, nicht mehr behoben werden konnte. Es bildete sich bereits eine Zirrhose, der dann noch ein Leberzellkarzinom folgte. Dieser Tumor konnte allerdings erfolgreich entfernt werden und Antje war so weit wiederhergestellt, dass wir unter anderem noch einige wunderschöne Reisen unternehmen konnten.

In all den Jahren unserer Ehe hatte ich sie nie ausgeglichener und zufriedener gesehen als in den Tagen, die wir in Puchreit verbrachten, wenn sie, nach Luft ringend und doch fröhlich, die 65 Stufen aus dem Garten bis hinauf zum Balkon im dritten Stock stieg, wo sie sich in einem Sessel niederließ, dem von mir zubereiteten Mittagessen zusprach und mit mir gemeinsam die herrliche Ruhe genoss. Dann jauchzte sie zuweilen auf und rief: »Volker, wie gut haben wir es noch zu zweit! Lass uns für jeden Moment dankbar sein, wer weiß, wie lange wir uns noch haben!«

Und das taten wir, wir kosteten jeden Moment der Zweisamkeit aus und waren glücklicher als jemals zuvor in unserem bewegten Leben.

Gemeinsam beschlossen wir auch im Jahr 2015, als die Flüchtlingsströme Deutschland erreichten, in der Aktion »Willkommen in Oberhavel« mitzuarbeiten. Gemeinsam übernahmen wir den Auftrag, dreißig meist jungen Männern Deutsch beizubringen. Ein Projekt, das Antje zunächst neue, ungeahnte Kräfte verlieh.

Sie, die begeisterte Lehrerin, war ganz in ihrem Element, sie kniete sich Abend für Abend in die Unterrichtsvorbereitung und entwickelte ihre eigenen Lehrmittel. Meine Aufgabe bestand darin, unseren Schülern zu helfen, die Buchstaben richtig zu schreiben, und zwar von links nach rechts und nicht umgekehrt wie im Arabischen. Außerdem oblag mir als Mann die Führung der Unterrichtsregie. Immerhin hatten wir es in der Mehrzahl mit jungen Männern zu tun, die mit einer Frau als Autoritätsperson gewisse Probleme hatten, manchmal morgens aus dem Bett geholt und mit den Segnungen teutonischer Disziplin und Ordnung vertraut gemacht werden mussten.

Die Arbeit machte uns Spaß und wir engagierten uns auf diese Weise ein ganzes Semester lang in der Flüchtlingshilfe. Dann aber war Antje, die weit über hundert Vormittage aufrecht stehend verbracht hatte, mit ihren Kräften endgültig am Ende.

In der Nacht vom 13. auf den 14. April 2016 weckte sie mich und meinte: »Ich habe so komische Schmerzen hinter dem Brustbein ...«

Überzeugt, dass diese Beschwerden nur von der Leberzirrhose kommen konnten, gab ich ihr ein Glas Milch mit einer Tablette. Als sie sich in ihr Kissen zurücksinken ließ, meinte sie noch: »Iiih, Volker, du weißt doch, dass ich keine Milch mag«, dann holte sie zweimal tief Luft. In der Annahme, dass sie in den dringend benötigten, erholsamen Schlaf zurückgefunden hatte, schlief auch ich wieder ein.

Am nächsten Morgen jedoch, als ich sie gegen halb sieben wecken wollte, lag sie still und blass neben mir.

Antje hatte mich und diese Welt verlassen, heimlich und ohne leiden zu müssen. Sie war aus dem Leben in die Ewigkeit abgerufen worden, zu ihrem Herrn, dorthin, wo sie immer hoffte, einmal aufgenommen zu werden. Jetzt war sie dort, hatte mich allein auf dieser Erde zurückgelassen und ich musste lernen, meinen Weg durchs Leben einbeinig fortzusetzen.

Das fiel mir entsetzlich schwer.

Der weite Raum

Es zog mir den Boden unter den Füßen weg, als Antje so plötzlich von mir gerissen wurde und morgens tot neben mir im Bett lag – stumm, unfähig zu erklären, was geschehen war, unfähig, Antwort zu geben, unfähig, auf meine Berührung und Umarmung zu reagieren, nicht mehr in der Lage, mir etwas Liebes zu sagen, mich zu streicheln, zu necken, zu ermahnen, mich zu tadeln, wenn ich den Müll mal wieder nicht richtig entsorgt hatte ...

Die Wochen und Monate, die auf den 14. April folgten, waren grausam. Den geliebten Menschen zu verlieren, mit dem man 42 Jahre seines Lebens unendlich glücklich und in Harmonie zusammengelebt hatte, fühlte sich an wie eine Amputation. In mir taten sich Abgründe auf, vor mir ein Tal der Tränen. Da war nur noch Verzweiflung.

Und Gottesferne.

Natürlich meldeten sich viele Freunde, Bekannte, Kollegen und andere Wegbegleiter, die versuchten, Trost zu spenden. Die wortlose Umarmung eines Menschen, der selbst großes Leid erlebt hatte, tat mir gut, so manche Plattitüde aber, die ich zu hören bekam, riss die Wunde wieder auf. Ja, manche Worte verletzten mich mehr, als dass sie halfen. Oft bekam ich zu hören: »Du schaffst das, du bist stark, du bist Christ, Gott wird dir Kraft geben ...«

Doch eine Zeit lang war da kein Jesus – da war nur Hiob.

Und Selbstmitleid, Apathie und Mutlosigkeit.

Das Autofahren bereitete mir Mühe, ganz zu schweigen vom Versuch, einen Golfball zu schlagen. Selbst meine geliebte Musik tat mir nur noch weh in den Ohren. Ich suchte die Einsamkeit. Immer wieder zog es mich nach Birkenwerder zum Boddensee, den ich so viele Male mit Antje umrundet hatte.

Bis zu dem Tag, an dem die Wand, die mich von meinen

Mitmenschen, vom Leben und von meiner Zukunft zu trennen schien, erste Risse bekam. Drei Texte waren es, die nach und nach wie Lichtstrahlen in meine Dunkelheit fielen.

Der erste, der mich anfangs noch unangenehm blendete, stammt von Martin Luther King und lautet: »*Gott ist auch in der Finsternis der Verzweiflung bei uns! Er gibt uns die Kraft und den Mut, trotz allem vorwärtszugehen.*«

Vorwärtsgehen? Was für eine Provokation für einen Menschen, dem der Boden unter den Füßen weggezogen wurde!

Und dennoch – auch wenn diese Worte zunächst meinen Widerspruch hervorriefen, entfalteten sie doch mit der Zeit eine heilsame Wirkung.

Einen ähnlich »psychotherapeutischen« Effekt übten zwei Verse in Psalm 31 aus, die mir bald darauf begegneten: »*Ich freue mich […], dass du mein Elend ansiehst und kennst die Not meiner Seele […]. Du stellst meine Füße auf einen weiten Raum.*«

War das schon das Schlüsselwort, das mir den Weg aus meinem Tal der Tränen hinauswies?

»Möglicherweise«, sagte ich mir, »man wird ja sehen.« Ich war jedenfalls bereit, darauf zu warten, dass jemand käme, der meine Füße auf einen weiten Raum stellt. Doch es passierte nichts. Da war keiner, der mich mit hinausnahm in diesen weiten Raum, und ich begann mich zu fragen, ob es einen solchen Menschen überhaupt geben könne.

Eine richtungsweisende Antwort bekam ich durch den dritten Denkanstoß. Ich fand ihn in dem Buch »*Widerstand und Ergebung*«, das von einem Mann verfasst wurde, der wahrhaftig Leid ertragen musste – von Dietrich Bonhoeffer.

Er schreibt: »*Es gibt nichts, was uns die Abwesenheit eines lieben Menschen ersetzen kann, und man soll das auch gar nicht versuchen! Man muss es einfach aushalten und durchhalten. Das klingt zunächst hart, aber es ist doch zugleich ein großer Trost, denn indem die Lücke wirklich unausgefüllt bleibt, bleibt man durch sie miteinander verbunden. […] Je schöner und voller die Erinnerung, desto schwerer die Trennung. Aber die Dankbarkeit verwandelt die*

Qual der Erinnerung in stille Freude. Man trägt das vergangene Schöne nicht wie einen Stachel, sondern wie ein kostbares Geschenk in sich!«

Volle zwei Jahre mussten vergehen, bis ich begriff, dass ich selbst meine Füße auf diesen weiten Raum stellen und selbst aus dem Gefängnis der Trauer heraustreten muss. Ich erkannte, dass Trost, genauso wie Hoffnung, ein aktiver Prozess ist, den ich zulassen und mitgestalten muss. Das Sich-fallen-lassen in Trauer und Selbstmitleid hat durchaus seine Zeit, irgendwann darf es sich aber in Dankbarkeit verwandeln, die der Erinnerung den Schmerz nimmt und an seine Stelle Freude und Frieden setzt.

Immer deutlicher erkannte ich den ungeheuren Wert, welcher der Dankbarkeit innewohnt, die mich mit hinausnahm in einen weiten Raum und die mir schließlich auch die Augen öffnete für die Menschen, die mich in dieser Zeit ertrugen, begleiteten, trösteten und verstanden. Menschen, die mir nahestanden. Meine Söhne Johannes und Markus zum Beispiel. Oder Martin und Katharina. Oder Luisa, ihre Tochter, meine Enkelin. Sie bewies ein unendliches Einfühlungsvermögen und schenkte mir einen Hauch vom Wesen ihrer Großmutter, meiner Antje, der sie so ähnlich ist. Oder meine Geschwister, die mir schrieben, mich anriefen oder nach Kärnten begleiteten und mir zeigten, dass das Leben weiterging und dass ich nicht allein war. Oder auch Gerd Nagel, mein treuer Freund, der nach Antjes Tod für drei Tage von Zürich nach Berlin kam, um mir beizustehen.

Geduldig und behutsam gaben sie alle zusammen den Anstoß, den ich brauchte, um zu begreifen, dass Trost heißt, meine Füße selbst auf einen weiten Raum, in ein neues Land zu setzen, jetzt und hier – auch ohne Antje.

Rückkehr nach Afrika

Im Lauf des Jahres 2018 tat ich einen weiteren wichtigen Schritt auf dem langen Weg, der mich aus der Grauzone der Trauer herausführte. Bildhaft gesprochen, traf ich ein weiteres Mal meinen Freund Kairos, der mir ein Stück weit entgegenkam, und zwar in Gestalt von Oliver Henke. De facto war es aber dem Kairos Gottes, dem Eingreifen des Heiligen Geistes zu verdanken, der dem Hämatologen meinen Namen ins Gedächtnis rief. Oliver war seinerzeit am *Kilimanjaro Christian Medical Centre* – kurz KCMC –, dem großen Regionalkrankenhaus von Moshi beschäftigt, das hoch oben im Norden Tansanias am Südhang des Kilimandscharo-Massivs liegt. Und er suchte Unterstützung beim Aufbau einer hämatologisch-onkologischen Abteilung.

Was lag da näher, als einen rüstigen Emeritus zu bitten, seine Expertise einzubringen, einen Mediziner, der das nötige Interesse, ausreichend Zeit und umfangreiche Berufserfahrung mit sich brachte. Und er tat recht daran. Für mich war seine Anfrage, ob ich ihm bei seinem Projekt nicht zur Seite stehen könne, wie eine geöffnete Tür, die mich einlud, in einen neuen Lebensabschnitt einzutreten. Oliver war natürlich bekannt, dass ich 1968 fast ein Jahr lang mit dem »Flying Doctor Service« in ganz Ostafrika unterwegs gewesen war und am Kenyatta Hospital in Nairobi umfangreiche Erfahrungen mit den medizinischen Gegebenheiten in Afrika gesammelt hatte. Und mir war bekannt, worauf ich mich da einließ.

Da ich mich körperlich und geistig noch voll einsatzfähig fühlte, sagte ich Ja.

Den eigentlichen Ausschlag für diese Entscheidung dürfte allerdings meine tief verwurzelte Liebe zu Afrika gegeben haben, eine Sehnsucht, die 1968 geweckt, seither durch viele Reisen auf den »Schwarzen Kontinent« genährt worden war und mich möglicherweise mit unseren Urahnen verband, die vor langer, langer Zeit in Tansania ihre ersten Schritte in den Sandboden setzten.

Ich bewarb mich beim SES, dem *Senior Expert Service* der Bundesregierung, und erhielt ein Stipendium für einen vierwöchigen Aufenthalt in Moshi, das sämtliche Flug- und Unterhaltskosten abdeckte. Auf der Krebsstation des *Kilimanjaro Christian Medical Centre*, an deren Finanzierung sich auch die *Mission Eine Welt* der Evangelisch-Lutherischen Kirche in Bayern mit Sitz in Neuendettelsau beteiligt, traf ich auf ein Team von außerordentlich engagierten jungen Ärzten und Schwestern. Ein Umstand, der auch mich motivierte, ihnen nicht nur in der Krebsdiagnostik und -therapie unter die Arme zu greifen, sondern auch meine Erfahrung in der Administration einer großen Klinik einzubringen. Als die vielen internationalen Studenten, die dort einen Teil ihrer praktischen Ausbildung absolvierten, erfuhren, dass ein Professor aus Deutschland am KCMC praktizierte, baten sie mich, ihnen jeden Tag mindestens eine Vorlesung aus den verschiedensten Gebieten der inneren Medizin, Onkologie und Hämatologie zu halten.

Die vier Wochen in Tansania waren ein unvergessliches Erlebnis, spürte ich doch im Alter von 80 Jahren noch einmal den Zauber Afrikas, wohnte am Südhang des Kilimandscharo, den ich ein halbes Jahrhundert zuvor über den Nordhang bestiegen hatte. Auch die Erfahrung, die ich 1968 schon gemacht hatte, dass ein Arzt Tausenden von Patienten helfen muss, dass man als Mediziner nicht ersetzbar ist und schlimme Not lindern kann, machte mich von Neuem glücklich. Ich kann jeder jungen Ärztin und jedem jungen Arzt nur raten, dieses befreiende Erlebnis zu suchen, die Erfahrung, dass man so dringend gebraucht wird – egal ob in Afrika, Südamerika oder Asien.

Resümee

Nun, im neunten Lebensjahrzehnt, befinde ich mich nach Meinung der Gerontologen mitten in einem körperlichen, emotionalen und kommunikativen Veränderungsprozess. Sie prophezeien mir eine Abnahme meiner Leistungsfähigkeit, eine erhöhte Anfälligkeit für Krankheiten aller Art und eine gewisse emotionale Verletzlichkeit.

Das ist die wissenschaftliche Prognose.

Dagegen steht das, was ich existenziell erlebe. Von körperlichem und geistigem Niedergang kann kaum die Rede sein. Noch immer bin ich bereit, im richtigen Moment zuzupacken, eingedenk der Weisheit des Gedichtes »Stufen« von Hermann Hesse:

Wie jede Blüte welkt und jede Jugend
dem Alter weicht, blüht jede Lebensstufe,
blüht jede Weisheit auch und jede Tugend
zu ihrer Zeit und darf nicht ewig dauern.
Es muss das Herz bei jedem Lebensrufe
bereit zum Abschied sein und Neubeginne,
um sich in Tapferkeit und ohne Trauern
in andre, neue Bindungen zu geben.
Und jedem Anfang wohnt ein Zauber inne,
der uns beschützt und der uns hilft, zu leben.

Wenn ich zurückblicke auf mein Leben, so erscheint es mir wie ein bunter Film mit Höhen und Tiefen, sonnenbestrahlten Gipfeln und beschatteten Tälern, Lachen und Weinen, vielen wertvollen Begegnungen mit Freunden und einigen ernüchternden Erfahrungen mit Neidern. Eins wird mir dabei klar: Die Regie meines Lebens führte ein unsichtbarer Meister, der den Gedanken meines Lebens schon vor meiner Geburt gedacht hat und dann

Wirklichkeit werden ließ. Der mir die Freiheit gewährte, richtig oder falsch zu entscheiden, zu planen und zu handeln, der mich aber auch warnte, wenn der Weg in Richtung Abgrund führte.

Diesen Regisseur habe ich in diesem Buch den Gottes-Kairos genannt, ein zeitliches und ungeheuer kraftvolles Prinzip, das immer wieder in mein Leben eingegriffen hat, egal zu welcher Zeit und an welchem Ort, das mir Kraftquelle waren und mir bei der Ausführung meines Auftrags half. Von mir war Aufmerksamkeit und manchmal auch Gehorsam, die Bereitschaft, zuzupacken und konsequent zu handeln, gefordert.

Am Ende bleibt mir nur das Staunen darüber, dass Gott ausgerechnet an mir, dem eher wenig Erwählenswerten, so viel Interesse hatte und mich, meine Familie und meine Arbeit so gesegnet hat. Denn die Entwicklung meiner Familie ist ein Wunder. Meine Ehe mit Antje glich einem einzigen Traum. Unsere 42 gemeinsamen, erfüllten Jahre waren ein großes Geschenk Gottes, für das ich ihm jetzt jeden Tag danke. Ja, heute sauge ich aus den Tausenden von Sternstunden, die wir daheim und draußen in der weiten Welt gemeinsam erlebt haben, Kraft für die Dinge, um die ich mich noch kümmern darf. Mit unseren Kindern verbindet mich eine Beziehung, die so vertrauens- und liebevoll ist, dass sie zu genetischen Kindern nicht besser sein könnte. Markus, der in Edith eine wunderbare Frau gefunden hat, ruft mich fast täglich aus Spanien an. Johannes wurde mein vertrauter Freund und Reisebegleiter in ferne Länder. Katharina und Martin, in deren Berliner Haus ich jetzt wohne, behandeln mich wie ein Kleinod, ich fühle mich bei ihnen geborgen wie in Abrahams Schoß. Mit meinen Enkeln Luisa, Lukas und Feisal habe ich einen ungewöhnlich offenen und herzlichen Umgang, der alle Generationsgrenzen mühelos überspringt. Auf meine beiden Urenkel Lio und Karla, die ihren Uropa sehr lieb haben, bin ich unendlich stolz. Ansonsten besuche ich den einen oder anderen Medizinerkongress, ich arbeite an meinem Golf-Handicap, höre leidenschaftlich gern Musik, verbringe Zeit mit meinen Freunden und bestelle Antjes Garten in Puchreit.

In der Apostel-Petrus-Gemeinde im Märkischen Viertel von Berlin habe ich eine lebendige Kirchengemeinde gefunden, die mir nun geistliche Heimat ist. Einem Mitglied dieser Gemeinde – Dr. Martin Knispel – ist auch dieses Buch zu verdanken. Mein Freund Martin machte mir Mut, noch einmal tief in den Schatz meiner Erinnerungen einzutauchen und die vielen Bilder zu sortieren, um sie dann in Buchform zu bringen. Dafür bin ich ihm von Herzen dankbar.

Voller Dank und Demut blicke ich auch zurück auf die vielen jungen Ärztinnen und Ärzte, die ich zum Teil über viele Jahre hinweg begleitet habe. Ich freue mich, dass ich ihnen das medizinische, wissenschaftliche und menschliche Rüstzeug mitgeben durfte, das ihnen half, empathische Begleiter und manchmal auch Lebensretter ihrer Patientinnen und Patienten zu werden.

Ich danke allen Schwestern und Pflegern, die mich auf den Krebsstationen begleitet haben und mir in ihrem selbstlosen Einsatz für leidgeplagte und verzweifelte Patienten oft Vorbild waren. Ich danke den vielen wissenschaftlichen Mitarbeiterinnen und Mitarbeiter für ihren enormen Einsatz, den sie – unermüdlich – auch an weniger erfolgreichen Tagen zeigten. Sie waren mein »Crowd Brain« und ich bin stolz auf sie!

Auch den Tausenden von geduldigen, dankbaren und tapferen Patientinnen und Patienten, die mir ihr Vertrauen geschenkt haben, schulde ich höchste Anerkennung. Sie alle verdienten das Bundesverdienstkreuz!

Als Team konnten wir das Geheimnis des Krebsleidens lüften, das junge Erwachsene befällt. Wir haben dazu beigetragen, dass über neunzig Prozent der Betroffenen heute geheilt werden können. Darin sehe ich eines der größten Wunder des göttlichen Kairos, ein Wunder, das mir wichtiger ist als alle akademischen Ehrungen und Preise, die mir zuteilwurden.

Dina Ben Yehuda, meine Freundin und Kollegin, die als Onkologin an der Hadassah University in Jerusalem arbeitet, hat diese Erkenntnis anlässlich einer Preisverleihung in ihrer unnachahmlichen Art folgendermaßen ausgedrückt: »Volker, alle diese großen Preise kannst du in die Tonne treten! Was wirklich wichtig ist in deinem Leben und was dir der Herrgott anerkennen wird, ist die Tatsache, dass du Tausenden von jungen Menschen das Leben gerettet hast.«

Eine Einsicht, auf die mir mein Herrgott ein Siegel der besonderen Art gegeben hat. Um eine Antwort auf die Frage zu bekommen, was *er* als Quintessenz meiner Tätigkeit an den Schluss dieses Buches stellen würde, habe ich ihn nämlich um Hilfe gebeten und – relativ verwegen – nach Antwort suchend einfach mal die Bibel aufgeschlagen.

Und da war er wieder, mein Freund Kairos, diesmal in Gestalt einer Bibelstelle, die mir unmittelbar ins Auge sprang. Sie lautet:

»*Wer sich aber rühmt, der rühme sich des Herrn. Denn nicht der ist bewährt, der sich selbst empfiehlt, sondern der, den der Herr empfiehlt.*«

Dieser Satz steht im zweiten Brief des Paulus an die Korinther, Kapitel 10, Vers 17, und nennt ganz eindeutig die Adresse, an die der Dank für ein privat oder beruflich erfolgreiches Leben zu richten ist.

Dem Gefühl des Glücks und der Dankbarkeit, das ich angesichts all des Erlebten habe, kann ich nicht besser Ausdruck geben als mit den Worten des 139. Psalms und den Versen meines Freundes und Patienten Hanns Dieter Hüsch, mit denen ich meine Biografie abschließen möchte:

Ich bin vergnügt, erlöst, befreit.
Gott nahm in seine Hände meine Zeit,
mein Fühlen, Denken, Hören, Sagen,
mein Triumphieren und Verzagen,
das Elend und die Zärtlichkeit.

Was macht, dass ich so fröhlich bin
in meinem kleinen Reich?
Ich sing und tanze her und hin
vom Kindbett bis zur Leich.

Was macht, dass ich so furchtlos bin
an vielen dunklen Tagen?
Es kommt ein Geist in meinen Sinn,
will mich durchs Leben tragen.

Was macht, dass ich so unbeschwert
und mich kein Trübsinn hält?
Weil mich mein Gott das Lachen lehrt
wohl über alle Welt.

Ich bin vergnügt, erlöst, befreit.
Gott nahm in seine Hände meine Zeit,
mein Fühlen, Denken, Hören, Sagen,
mein Triumphieren und Verzagen,
das Elend und die Zärtlichkeit.[1]

1 Copyright by Christiane Hüsch-von Aprath. Der Abdruck erfolgt mit freundlicher Genehmigung.

Ehrungen und Mitgliedschaften

2016 Ehrendoktorwürde, Karls-Universität, Prag

2015 EHA - Jean Bernard Lifetime Achievement Award

2014 Paracelsus-Medaille, Bundesärztekammer

2013 Karl-Musshoff-Preis, ISHL, Köln

2010 Wallace H. Coulter Award for Lifetime Achievement in Hematology

2009 John Ultmann Award, New York (SASS Foundation for Medical Research)

2009 Ernst-Jung-Medaille für Medizin in Gold, Hamburg

2008 Award »Pioneers in Hematology«, ASH 50th Anniversary

2008 Georg-Maurer-Medaille der TU München

2008 Ludwig-Heilmeyer-Medaille in Gold

2008 Bundesverdienstkreuz 1. Klasse

2008 Ehrenmitglied der Deutschen Gesellschaft für Hämatologie und Medizinische Onkologie

2007 Preis der Deutschen Krebshilfe, Deutsche Krebshilfe

2007 Gustav-von-Bergmann-Medaille, Deutsche Gesellschaft für Innere Medizin

2006 Jacqueline Seroussi Award, Israel

2005 Ehrendoktorwürde, Universität Heidelberg

2005 Hamilton Fairley Award, European Society for Medical Oncology (ESMO)

2004 José Carreras Award, European Hematology Association

2003-2005 Mitglied des »Publication Committee« der »American Society of Clinical Oncology«

2002 Ehrendoktorwürde, Universität von Athen

2002 San Salvatore Award, Lugano

2001 Hippocrates Prize, Athen

2001 Johann-Georg-Zimmermann-Preis, Hannover

2001 Mitglied des Senats der Helmholtz-Gemeinschaft

2000 Mitglied der Nationalen Akademie der Wissenschaften Leopoldina

1998-1999 Präsident der Deutschen Gesellschaft für Innere Medizin

1997 Deutscher Krebspreis der Deutschen Krebsgesellschaft

Seit 1997 Ehrenmitglied der Russischen Akademie der Wissenschaften, Moskau

1996-2004 Mitglied des Herausgeberkollegiums des »The New England Journal of Medicine« (NEJM)

Seit 1996 Ehrenmitglied der Europäischen Gesellschaft für therapeutische Radiologie und Onkologie (ESTRO), Leuven

1995-2001 Präsident der Deutschen Gesellschaft für Hämatologie und Onkologie

Seit 1995 Ehrenmitglied der Ungarischen Gesellschaft für Hämatologie und Bluttransfusionen

Seit 1995 Mitglied der Academia Europaea, London

1987-1910 Präsident des »International Symposium on Hodgkin's Lymphoma«

1982 Carlo-Erba-Preis

1979 Wilhelm-Warner-Preis, Hamburg

1977 Ludwig-Heilmeyer-Medaille in Silber

Überdies war Volker Diehl Mitglied im Wissenschaftlichen Beirat der Bundesärztekammer (BÄK), im Ausschuss für ethische und medizinisch-juristische Grundsatzfragen der BÄK und im »Cancer Expert Committee« der Europäischen Union.

Weitere mitreißende Biografien bei Francke

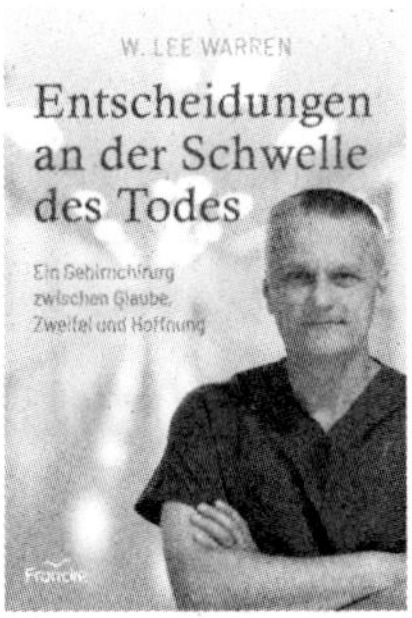

W. Lee Warren
Entscheidungen an der Schwelle des Todes
Ein Gehirnchirurg zwischen Glaube, Zweifel und Hoffnung
ISBN 978-3-96362-355-4
378 Seiten, Paperback

Dr. W. Lee Warren ist ein weltweit anerkannter Neurochirurg – und überzeugter Christ. In dieser spannenden Autobiografie erzählt er, wie er alles daran setzt, seinen Patienten nicht nur eine exzellente Behandlung zukommen zu lassen, sondern sie ganzheitlich zu begleiten. Dabei ist es sein Glaube, der ihm immer wieder neu die Kraft gibt, Patienten und Angehörige mit oft schweren Diagnosen zu konfrontieren, sie auf komplizierte Operationen vorzubereiten und Entscheidungen an der Schwelle des Todes zu treffen. Mit Patienten zu beten, für die eigentlich keine Hoffnung mehr besteht, ist für ihn kein Widerspruch.
Doch dann wird das Gottvertrauen des gefeierten Gehirnchirurgen durch einen Schicksalsschlag in seiner Familie noch einmal ganz anders auf die Probe gestellt. Kann ihm sein Glaube auch jetzt noch Halt und Hoffnung geben?

»Wenn Sie Ihren Glauben vertiefen wollen und sich dafür interessieren, was ein brillanter Chirurg denkt, dann haben Sie sich mit dem Buch von Lee Warren genau für das richtige entschieden. Es ist ein Genuss, es zu lesen. Jedenfalls war es das für mich.«
Max Lucado

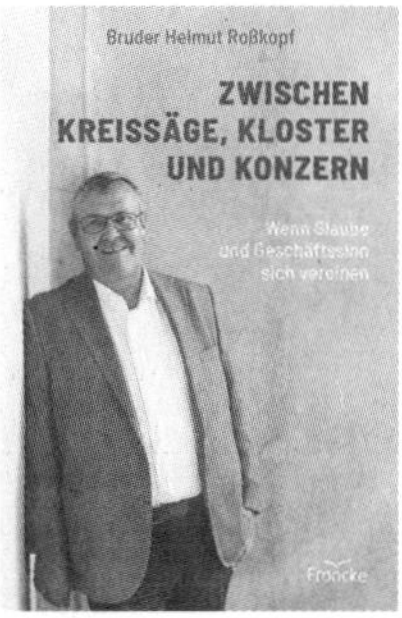

Bruder Helmut Roßkopf
Zwischen Kreissäge, Kloster und Konzern
Wenn Glaube und Geschäftssinn sich vereinen
ISBN 978-3-96362-442-1
208 Seiten, gebunden

Als der schüchterne Schreinerlehrling Helmut Roßkopf nach Gnadenthal kommt und Teil der geistlichen Gemeinschaft wird, kann er nicht ahnen, dass der Schritt in die Bruderschaft der Anfang von etwas ganz Großem ist. Man bittet ihn, auf dem Gelände in Hünfelden eine Schreinerei aufzubauen, um aus einer Brandruine ein Jugendgästehaus zu machen. Bruder Helmut fasst sich ein Herz, nimmt einen Kredit auf, kauft einen Kastenwagen und stellt Mitarbeitende ein. Dann kommt der erste Tiefschlag. Das Geld wird knapp, geplante weitere Projekte müssen aufgeschoben werden und der kleinen Schreinerei droht das Aus. Doch Bruder Helmut lässt sich nicht unterkriegen. Er experimentiert mit einem neuartigen Kunststoff und nach einer engagierten Aufbauarbeit gelingt das Unglaubliche: Aus dem kleinen Betrieb der Bruderschaft wird eines der führenden innovativen Unternehmen in ganz Europa.

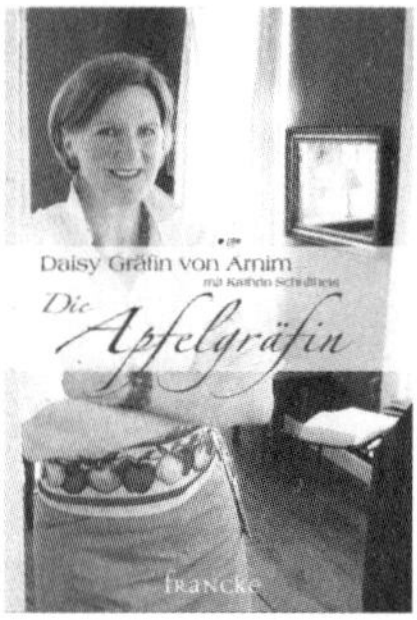

Daisy von Arnim mit
Kathrin Schultheis
Die Apfelgräfin
ISBN 978-3-86827-151-5
144 Seiten, gebunden

»Die Wende war auch eine Wende in meinem Leben. ›Jetzt ist alles möglich‹, schoss es mir durch den Kopf, als ich kurz nach dem Mauerfall erstmals ungehindert die innerdeutsche Grenze passierte. Dass dieses ›alles‹ aber beinhalten könnte, dass aus mir einmal ›Die Apfelgräfin der Uckermark‹ würde, hätte ich mir niemals träumen lassen.«

Humorvoll, offenherzig und liebevoll erzählt Daisy Gräfin von Arnim von ihrem Neuanfang in der Uckermark. 1995 zog sie mit ihrem Mann Michael nach Lichtenhain und baute sich dort ein neues Leben auf. Mittlerweile führt sie ein kleines Apfelunternehmen und beschäftigt mehrere Mitarbeiter.
In amüsanten, aber auch nachdenklichen Anekdoten gewährt sie Einblicke in ihren Alltag und lässt lebendig werden, wie aus ihr »Die Apfelgräfin« wurde.